一分钟了解小儿常见病

YIFENZHONG
LIAOJIE XIAOER CHANGJIANBING

温旭霞 编著

U0295907

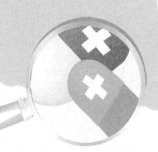

山西出版传媒集团
山西科学技术出版社

图书在版编目（CIP）数据

一分钟了解小儿常见病 / 温旭霞编著. — 太原：
山西科学技术出版社，2023.10
ISBN 978-7-5377-6320-2

Ⅰ.①一… Ⅱ.①温… Ⅲ.①小儿疾病—常见病—防
治 Ⅳ.①R72

中国国家版本馆CIP数据核字（2023）第174080号

一分钟了解小儿常见病
YIFENZHONG LIAOJIE XIAOER CHANGJIANBING

出 版 人	阎文凯	
编 著	温旭霞	
策 划 人	康玲玲	
责 任 编 辑	杨兴华	
封 面 设 计	吕雁军	

出版发行　山西出版传媒集团·山西科学技术出版社
　　　　　地址：太原市建设南路21号　邮编：030012
编辑部电话　0351-4922078
发行部电话　0351-4922121
经　　销　各地新华书店
印　　刷　山西东智印刷有限公司

开　　本　890毫米×1240毫米　1/32
印　　张　6
字　　数　89.8千字
版　　次　2023年10月第1版
印　　次　2023年10月山西第1次印刷
书　　号　ISBN 978-7-5377-6320-2
定　　价　33.80元

版权所有·侵权必究
如发现印、装质量问题，影响阅读，请与发行部联系调换。

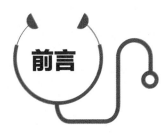

前言

　　儿童在不同年龄段生理、心理等方面均存在很大差异，这一时期他们免疫功能不完善，自身防护能力较低。儿童发病快、来势疾，再加上他们对病情的表述能力不足，因此要求儿科医生要对各年龄段患儿的生理病理特点及治疗、护理均有充分的了解及处理能力。相应地，儿童（尤其是婴幼儿）与家长相处的时间是最多的，作为儿童的监护人，面对儿科疾病变化快、来势疾等特点，同样要求家长对儿科常见病的病因、治疗、护理应具备一定的了解并掌握相应的家庭护理知识。

　　本书分为两个部分，基础部分介绍了在儿童生长发育过程中家长最为关心的各年龄的知识，并给出了常见传染病及相应的免疫接种方案、时间，小儿用药的注意事项；疾病部分从儿科门诊常见的疾病中选取五十余种急慢性常见病及症状，如上呼吸道感染、肺炎、支气管炎、小儿发热、小儿肠炎、小儿营养不良、骨折、烫伤等；每种疾病均从常见病因、临床表现、治疗、家庭护理、预防等方面来介绍。

本书作为科普书，一方面可以帮助您了解小儿各个年龄阶段的变化，还可以让您了解到儿童常见病的处理办法和预防措施，做到心中有数，并学会选择适宜的治疗及调护方法，以更好地帮助小儿恢复；另一方面可以帮助儿童养成健康的体魄，减少生病次数和去医院就诊的情况，从而减轻儿科门诊的压力。

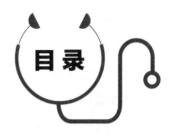

目录

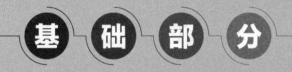

基础部分

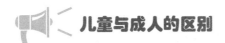

儿童与成人的区别

儿童与成人的区别

儿童不是成人的缩小版。

儿童和成人的区别不仅仅是体格大小，最大的区别是儿童的成长是一个连续且具有阶段性的过程。在这个过程中，儿童全身各系统、器官及组织在体积、重量上不断增大，在功能上不断发育成熟。

儿童各个阶段的差异主要表现在以下六个方面

①各种器官的功能；②对疾病的免疫能力；③对疾病的反应；④药物剂量及对药物的耐受程度；⑤心智发育及运动能力；⑥情绪反应的方式和类型。

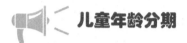 # 儿童年龄分期

儿童年龄分期的划分依据

儿童的生长发育是一个连续渐进的过程，本不应该被人为地割裂分开。但在这个过程中，儿童的解剖、生理和心理等表现出与年龄相关的规律性，故按年龄将儿童分为七个阶段，并将 18 岁以内定为儿科就诊范围。

儿童年龄分期的七个阶段

胎儿期、新生儿期、婴儿期、幼儿期、学龄前期、学龄期和青春期。

儿童各年龄分期的时间点

①胎儿期：指从受精卵形成到出生为止。胎龄是从孕妇的末次月经第 1 天算起，共 40 周，280 天，以 4 周为一个

妊娠月，俗称"怀胎十月"。

②新生儿期：自出生后脐带结扎时起至出生后满 28 天。

③婴儿期：自出生到 1 周岁之前。

④幼儿期：自 1 周岁至满 3 周岁之前。

⑤学龄前期：自 3 周岁至 6~7 岁入小学前。

⑥学龄期：自入小学始（6~7 岁）至青春期前。

⑦青春期：一般为 11~20 岁，是从儿童到成人的过渡时期。女孩自 11~12 岁到 17~18 岁，男孩自 13~14 岁到 18~20 岁。受地区、气候、种族等因素的影响，发育年龄有一定的差异。一般来说，女孩比男孩发育约早两年。

儿童各年龄分期的特点

①胎儿期：各个系统的器官发育迅速，各器官的发育已见雏形。

②新生儿期：新生儿脱离母体独立生存，其内外环境发生了根本变化，但适应能力尚且不够完善。

③婴儿期：是生长发育旺盛的阶段，对营养要求较高。

④幼儿期：体格生长发育速度较前稍减慢，而智能发育迅速，同时活动范围渐广，接触社会事物逐渐增多。

⑤学龄前期：体格生长发育速度减慢，处于稳步增长状态，而智能发育迅速。与同龄儿童和社会事物有了广泛的接触，知识面扩大，自理能力和初步社交能力得到锻炼。

⑥学龄期：体格生长速度相对缓慢，除生殖系统外，各系统器官外形均已接近成人。智能发育更加成熟，能够接受系统的教育。

⑦青春期：由一系列内分泌变化导致性成熟并形成生殖能力的时期，也是一个生理、心理和情感发展的过程。此期儿童的体格生长发育出现第二次高峰，同时生殖系统的发育也加速并渐趋成熟。此期女孩乳房隆起、月经来潮；男孩喉结显现、变音、长胡须、出现遗精等。

儿童各年龄分期的保健要点

①胎儿期：主要通过对孕母的保健来实现。此期受到外界的干扰，容易引发严重畸形甚至死亡。

因此，此期要做好妇女的孕期保健，更好地保护尚未出生而易受伤害的胎儿，从而保障胎儿能够健康孕育成长。

②新生儿期：是儿童保健的重点，而出生后1周内是重中之重。此期可能有分娩中的损伤、感染持续存在，先天性畸形也常在此期表现。新生儿出生后，应该尽早吸吮母乳，早期吸吮可以促使母乳分泌，提高母乳喂养率。新生儿出生后应进行包括苯丙酮尿症、先天性甲状腺功能低下症等在内的遗传代谢疾病的筛查。

③婴儿期：第一，母乳是最适合婴儿发育的天然食品，母乳喂养可持续至2岁，6个月以后开始添加辅食；第二，6个月以下婴儿建议每月体检一次，6个月以后2~3个月体检一次；第三，在1岁内完成基础免疫疫苗接种，增强对传染病的免疫力；第四，培养生活技能，包括饮食和睡眠、身体活动训练等。

④幼儿期：此期消化系统的功能仍不完善，营养的需求

仍然相对较高，而断乳和辅食添加须在此期进行，因此适宜的喂养是保持正常生长发育的重要环节，此期要注意合理膳食搭配、安排规律生活。此期儿童对危险的识别和自我保护能力有限，意外伤害发生率非常高。因此，此期要有针对性地做好幼儿保健工作，格外注意防护。

⑤学龄前期：此期儿童容易发生溺水、烫伤、坠床、误服药物等意外事件，应注意防护并加强安全教育。

此期也要注意加强好发疾病的防治；重视正确书写姿势的培养，保护好视力，为进入小学做好学前准备；注意口腔卫生，保护好牙齿。

⑥学龄期：应由家长与学校配合做好保健和预防工作，保证营养和充足的睡眠，加强体育锻炼，防治龋齿，保护视力，注意身心健康。

⑦青春期：此期应做好好发疾病的防治工作，进行生理、心理卫生和性知识教育，培养良好的道德情操，建立正确的人生观，保障身心健康。

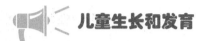 **儿童生长和发育**

生长和发育的含义

生长和发育是指从受精卵到成人的成熟过程，是儿童不同于成人的重要特点。生长是指身体各器官、系统的长大，可通过相应的测量值来表示其量的变化。如发育是指细胞、组织、器官的分化与功能成熟。

简单来说，"生长"表示形体的长大，"发育"表示功能的完善。

生长和发育的关系

生长和发育是紧密相关的，我们通常所说的"发育"包含了机体量和质两方面的动态变化。

生长是发育的物质基础，生长的量的变化在一定程度上可以反映身体器官、系统的成熟状况。

生长和发育的特点

生长发育是一个连续的过程，呈阶段性特点；遵循着一定的顺序性；各系统、器官的发育速度不平衡，有快慢之别；生长发育的个体之间存在差异性。

①生长发育是连续的、阶段性的。生长发育过程贯穿整个儿童期，不同年龄阶段生长速度不同，不同年龄阶段生长发育有各自的特点。例如，体重和身长在出生后第一年为第一个生长高峰，至青春期出现第二个生长高峰。

②各系统、器官的发育速度不平衡。人体各系统、器官的发育顺序遵循一定规律。各系统发育速度的不同与儿童各年龄段的生理功能有关。神经系统发育较早，淋巴系统在儿童期迅速生长，于青春期前达到高峰，生殖系统发育较晚，其他系统的发育与体格生长平行。

③生长发育的个体差异。在一定范围内受遗传、环境等因素的影响，儿童的生长发育存在着相当大的个体差异。

小贴士：儿童的生长发育水平有一定的正常范围，但这些"正常值"不是绝对的，评价时必须考虑个体的不同影响因素，进而做出判断。

生长和发育的规律

儿童生长发育遵循"由上到下、由近到远、由粗到细、由低级到高级、由简单到复杂"的规律。

如出生后运动发育的规律是从上到下：先抬头，后抬胸，再会坐、立、行。由近到远：活动从臂到手，从腿到脚。由粗到细：从全掌抓握到手指拾取。由简单到复杂：先画直线，后画圈、图形。

如认识事物的过程是由低级到高级：先会看、听、感觉事物，逐渐到有记忆、思维、分析、判断。

影响生长和发育的常见因素

遗传因素、孕母情况、营养状况、居住环境及疾病等。

①遗传因素：染色体所载基因是决定遗传的物质基础。父母双方的遗传因素决定了儿童生长发育的特征和潜力。

②孕母情况：主要是孕母生活环境、营养状况、情绪、疾病等各种因素，这些因素影响胎儿在宫内的生长发育情况。妊娠早期的病毒性感染可导致胎儿先天性畸形，妊娠期严重营养不良可引起流产、早产和胎儿体格生长及大脑的发育迟缓，妊娠早期服用某些药物、经过 X 线照射、接触环境中毒物和经历精神创伤等均可影响胎儿的发育。

③营养状况：包括宫内营养和出生后营养。胎儿在宫内的生长发育需要有充足的营养素供给。营养素供给充足且比例恰当，可使生长潜力得到充分的发挥。宫内营养不良使胎儿体格生长落后，严重时还会影响大脑的发育。婴儿出生后营养不良，特别是第 1~2 年的严重营养不良，会影响体重、身高及智能的发育。

④居住环境：良好的居住环境，如阳光充足、空气新鲜、水源清洁、无噪声、无强光、居住条件舒适是促进儿童生长发育达到最佳状态的重要因素。

⑤疾病：对生长发育的影响十分明显。如常见的急性感

染常使体重减轻，慢性疾病影响体重和身高的增长，内分泌疾病引起骨骼生长和神经系统发育迟缓，先天性疾病可造成生长迟缓。

生长和发育的观察指标

体重、身高、囟门闭合、头围、胸围、牙齿、血压、呼吸和脉搏。

①体重测量方法、意义和规律。

方法：测量体重在清晨空腹、排空大小便、仅穿单衣情况下进行。

意义：体重测定可以反映小儿体格生长状况和衡量小儿营养情况。体重增长过快常见于肥胖症，体重明显低下者常见于疳证。

规律：儿童体重的增长不是匀速的，在青春期之前，年龄越小，增长速度越快。出生时体重约为3kg，出生后前半年平均每月增长约0.7kg，后半年平均每月增长约0.5kg，1周岁以后平均每年增加约2kg。

可用下列公式推算儿童的体重：

出生前半年：体重（kg）= 出生时体重 + 0.7 × 月龄

出生后半年：体重（kg）=7 + 0.5 ×（月龄 − 6）

②身高测量方法、意义和规律。

方法：测量身高时，应脱去鞋袜，摘帽，取立正姿势，枕、背、臀、足跟均紧贴测量尺。一般 3 岁以下儿童、立位测量不易准确，应仰卧位以量床测量，称身长。立位与仰卧位测量值相差 1~2cm。

意义：身高（长）增长与种族、遗传、内分泌、营养、运动、疾病等因素有关，身高的显著异常反应疾病，如身高低于正常均值的 70%，应考虑侏儒症、克汀病、营养不良等。

规律：出生时身长约为 50cm。生后第 1 年身长增长约 25cm，第 2 年身长增长约 10cm。2 周岁后至青春期身高（长）每年增长约 7cm。进入青春期后，身高增长出现第 2 个高峰，其增长速率约为学龄期的 2 倍，这个过程会持续 2~3 年。临床可用以下公式推算 2 岁后至 12 岁儿童的身高：身高（cm）= 70 + 7 × 年龄。

③囟门闭合：囟门有前囟、后囟之分。

时间：前囟在出生后 12~18 个月闭合；后囟有部分在出生时已闭合，未闭合者一般于出生后 2~4 个月闭合。

意义：囟门可以反映儿童的颅骨间隙闭合情况，对某些疾病诊断具有一定的意义。囟门早闭且头围明显小于正常者，为头小畸形；囟门迟闭且头围大于正常者，常见于解颅（脑积水）、佝偻病等。囟门凹陷多见于腹泻或反复高热的失水，囟门凸出多见于脑炎、脑膜炎等。

④头围的测量方法、范围和意义。

方法：自双眉弓上缘处，经过枕骨结节，绕头一周的长度为头围。

范围：足月儿出生时头围为 33~34cm。出生后前 3 个月和后 9 个月各增长约 6cm，1 周岁时约为 46cm，2 周岁时约为 48cm，5 周岁时约为 50cm，15 岁时为 54~58cm。

意义：头围的大小与脑的发育有关。头围小者提示脑发育不良，头围大者提示解颅。

⑤胸围的测量测量方法、范围和意义。

方法：测量胸围时，3岁以下取立位或卧位，3岁以上取立位。儿童处于安静状态，双手自然下垂（立位）或平放（卧位），双眼平视，测量者立于儿童的右前侧，用软尺由乳头向背后绕肩胛角下缘1周，取呼气和吸气时的平均值。

范围：初生儿胸围约为32cm，1岁时接近头围，约为44cm，2岁后渐大于头围。

意义：胸围的大小与肺和胸廓的发育有关。一般营养不良或缺乏锻炼的儿童胸廓发育差，胸围超过头围的时间延迟；反之，营养状况良好的儿童，胸围超过头围的时间提前。

⑥乳牙和恒牙的萌出规律和萌出异常的常见疾病。

人一生有两副牙齿，即乳牙（20颗）和恒牙（32颗）。

乳牙：生后4～10个月开始萌出，12个月后未萌出者为乳牙萌出延迟。出牙顺序是先下后上、自前向后，唯尖牙例外。乳牙在 2 ~ 2.5 岁出齐。出牙时间推迟或出牙顺序混乱，常见于佝偻病、呆小病、营养不良等。

2 岁以内乳牙颗数可用以下公式推算：

乳牙数 = 月龄 – 4（或 6）。恒牙：6 岁左右开始萌出第 1 颗恒牙（即第一恒磨牙），它长在第二乳磨牙之后；7~8 岁开始，乳牙按萌出先后逐个脱落，代之以恒牙，其中第一、第二前磨牙，代替第一、第二乳磨牙；12 岁萌出第二恒磨牙；第三恒磨牙（智齿）一般在 18 岁时萌出，也有终身不出者。

小贴士： 牙的名称和符号如图 1、图 2。

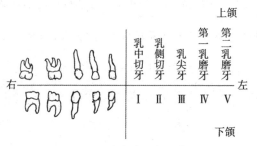

图1　乳牙的名称及标记符号

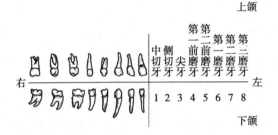

图2　恒牙的名称及标记符号

⑦呼吸和脉搏的检测方法。

呼吸、脉搏的检测应在儿童安静时进行。对儿童呼吸频率的检测可以用观察腹部的起伏状况的方法，也可以用少量棉花纤维放置在儿童的鼻孔边缘，观察棉花纤维的摆动次数。

对儿童脉搏的检测可通过寸口脉切诊或心脏听诊完成。

小贴士：各年龄组儿童呼吸、脉搏的次数见表1。

表1　各年龄组儿童呼吸、脉搏次数/次/分

年龄	呼吸	脉搏	呼吸：脉搏
新生儿	40~45	120~140	1：3
≤1岁	30~40	110~130	1：（3~4）

续表

年龄	呼吸	脉搏	呼吸：脉搏
2~3 岁	25~30	100~120	1：（3~4）
4~7 岁	20~25	80~100	1：4
8~14 岁	18~20	70~90	1：4

⑧儿童血压测量要求。

测量儿童血压时应根据不同年龄选择不同宽度的袖带，袖带宽度为上臂长的 2/3，袖带过宽测得的血压值较实际值低，袖带过窄则测得的血压值较实际值高。

儿童血压的正常值：儿童年龄越小血压越低。不同年龄儿童血压正常值可用公式推算：收缩压（mmHg）=80 + 2×年龄，舒张压（mmHg）= 收缩压 ×2 / 3。

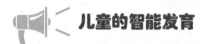

儿童的智能发育

儿童的智能发育观察指标

智能发育与体格生长一样，是反映儿童发育正常与否的重要指征。智能发育包括感知、运动、语言、性格等方面。

感知发育的内容和规律

①视觉：新生儿出生后对光感已经有了反应，强光可引起其闭目，能看见 15~20cm 的物体，2~3 个月出现头、眼的协调运动，4~5 个月认识母亲的面容，能初步分辨颜色。

②听觉：出生后 3~7 天新生儿听力就相当好，对声音的节律减慢等有反应。3 个月时出现头转向声源（定向反应），6 个月时对母亲的语言有反应，1 岁时能听懂自己的名字，4 岁时听觉发育完善。

③味觉与嗅觉：新生儿对甜、酸、苦已有不同反应。4~5个月对食物的微小改变敏感。儿童嗅觉发育较慢，6个月后才能分辨香臭。

④皮肤感觉：包括触觉、痛觉、温度觉和深感觉。新生儿触觉很灵敏。3个月时已能区分31.5℃与33℃的水温。

⑤知觉：包括空间知觉及时间知觉。5~6个月时已有手眼协调动作，1岁末开始有时间和空间知觉，3岁能辨上下，4岁能辨前后，5岁能辨自身左右，4~5岁有早上、晚上、昨天、今天、明天的时间概念。

儿童运动发育的规律

发育顺序是由上到下、由粗到细、由不协调到协调的进展。

①粗运动：新生儿仅有反射性活动（如吸吮、吞咽等）和不自主的活动。1个月时睡醒后常做伸欠动作，2个月时扶坐或侧卧时能勉强抬头，4个月时能够用手撑起上半身，6个月时能独坐片刻，8个月时会爬，10个月时可以扶走，

12 个月时能独走，18 个月时可跑步和倒退行走，24 个月时可双足并跳，36 个月时会骑三轮车。

②精细运动：手指精细运动的发育过程为新生儿时双手握拳；3~4 个月时可自行玩手，并且企图抓东西；5 个月时眼与手的动作取得协调，能有意识地抓取面前物品；5~7 个月时出现换手与捏、敲等探索性动作；9~10 个月时可用拇指、示指拾东西；12~15 个月时学会用勺子，能够乱涂画；18 个月时能够摆放 2~3 块方积木；2 岁时会粗略地翻书页；3 岁时会穿简单衣服。

儿童语言发育的四个阶段

①发音阶段：新生儿用哭声表达饥饿或疼痛，2 个月时能发出和谐喉音，3 个月时发出喃喃之声。

②咿呀学语阶段：5~6 个月时发出单调音节，7~8 个月时发出复音，并能够重复大人所发出的简单音节。

③单语单句阶段：1 岁后能说日常生活用语，如吃、睡、走等；15 个月时能说出自己名字；18 个月时能讲单句，能用

语言表达自己的要求，如喝奶等。

④成语阶段：2岁后能进行简单交谈，4~5时岁能用完整的语言表达自己的意思，7岁以上能较好地掌握语言。

儿童性格形成的影响因素

从性格发展过程来看，人体性格的形成、变化是在社会生活和教育条件的影响下，经过不断的量变和质变而发展起来的。

儿童常见传染病和计划免疫接种

儿童常见传染病的分期及处理见表2。

表2　儿童常见传染病的潜伏期、隔离期、检疫期及处理

病名	潜伏期/天		隔离期	检疫期及处理
	一般	最短~最长		
麻疹	8~12	6~21	至出疹后5天，合并肺炎时至出疹后10天	易感者医学观察21天，接触者可肌内注射丙种球蛋白
风疹	18	14~21	至出疹后5天解除隔离	一般不检疫
水痘	13~17	10~21	隔离至全身皮肤干燥、结痂、脱落为止	医学观察21天

续表

病名	潜伏期/天		隔离期	检疫期及处理
	一般	最短~最长		
手足口病	3~7	2~7	隔离 14 天	医学观察 7~10 天
流行性腮腺炎	14~21	8~30	至腮腺完全消肿，约 21 天	一般不检疫
百日咳	7~10	2~23	至痉咳后 30 天或发病后 40 天	医学观察 21 天
流行性乙型脑炎	7~14	4~21	防蚊设备内隔离至体温正常	不需检疫
流行性感冒	1~3	数小时~4 天	退热后 48 小时	医学观察 3 天
猩红热	2~5	1~12	至症状消失后咽培养 3 次阴性或发病后 7 天	医学观察 7~12 天
流行性脑脊髓膜炎	2~3	1~10	至症状消失后 3 天，但不少于发病后 7 天	医学观察 7 天

续表

病名	潜伏期 / 天		隔离期	检疫期及处理
	一般	最短 ~ 最长		
细菌性痢疾	1~3	数小时 ~ 7 天	至症状消失后 7 天或粪便培养 2~3 次阴性	医学观察 7 天
脊髓灰质炎	5~14	3~35	自发病日起消化道隔离 40 天	医学观察 20 天
狂犬病	4~12 周	4 天 ~ 10 年	病程中应隔离	被可疑狂犬病或狼咬伤者行医学观察，注射疫苗或免疫血清
传染性非典型性肺炎	4~7	2~21	隔离期 3~4 周	接触者隔离 3 周，疫区人员隔离 2 周
人感染高致病性禽流感	2~4	1~7	体温正常，临床症状消失，胸部 X 线影像检查显示病灶明显吸收 7 天以上	密切接触者的医学观察的期限为最后一次暴露后 7 天

续表

病名	潜伏期 / 天		隔离期	检疫期及处理
	一般	最短 ~ 最长		
白喉	2~4	1~7	症状消失后连续 2 次咽拭子培养阴性或症状消失后 14 天	医学观察 7 天
霍乱	8~14	4 小时 ~ 6 天	症状消失后，隔日粪便培养 1 次，3 次阴性或症状消失后 14 天	留观 5 天，粪便培养连续 3 次阴性后解除检疫，阳性者按患者处理

儿童计划免疫接种的意义：计划免疫是根据儿童免疫特点和传染病发生情况而制订的免疫程序，通过预防接种，以提高免疫水平，达到控制和消灭传染病的目的。

儿童计划免疫接种的内容（见表 3）：必须在 1 岁内完成卡介苗，脊髓灰质炎三价混合疫苗，百日咳、白喉、破伤风类毒素混合制剂，麻疹减毒疫苗及乙型肝炎病毒疫苗接种的基础免疫。

选择进行乙型脑炎疫苗、流行性脑脊髓膜炎疫苗、风疹疫苗、流感疫苗、腮腺炎疫苗、甲型肝炎病毒疫苗、水痘疫苗、流感嗜血杆菌b结合疫苗、肺炎疫苗、轮状病毒疫苗等的接种。

表3　儿童常规计划免疫程序

序号	品名	预防接种	接种对象	次数
1	乙肝疫苗	乙型病毒性肝炎	0、1、6月龄	3
2	卡介苗	结核病	出生时	1
3	脊髓减毒活疫苗	脊髓灰质炎	2、3、4月龄，4周岁	4
4	百白破疫苗（基础）	百日咳、白喉、破伤风	3、4、5月龄，18~24月龄	4
5	白破疫苗（加强）	白喉、破伤风	6周岁	1
6	麻疹疫苗	麻疹	8月龄	1
7	麻腮风联合疫苗	麻疹、流行性腮腺炎、风疹	18~24月龄	1
8	乙脑减毒活疫苗	流行性乙型脑炎	8月龄，2周岁	2

续表

序号	品名	预防接种	接种对象	次数
9	乙脑灭活疫苗	流行性乙型脑炎	8 月龄接种 2 剂次，2 周岁和 6 周岁各 1 剂次	4
10	A 群流脑疫苗（基础）	流行性脑脊髓膜炎	6~18 月龄	2
11	A+C 群流脑疫苗（加强）	流行性脑脊髓膜炎	3 周岁，6 周岁	2
12	甲肝减毒活疫苗	甲型肝炎	18 月龄	1
13	甲肝灭活疫苗	甲型肝炎	18 月龄，24~30 月龄	2

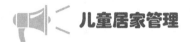 **儿童居家管理**

家长应该培养儿童的生活习惯

①睡眠习惯：应从小培养儿童有规律的睡眠习惯，有相对固定的作息时间，保证充足的睡眠时间。

②进食习惯：按时添加辅食，不要强行喂食，培养定时间、定位置、自己用餐的习惯，不偏食、不挑食、不吃零食，饭前洗手。

③排便习惯：及早训练儿童大小便。

④卫生习惯：定时洗澡、勤剪指甲、勤换衣裤，不随地大小便。3岁后培养早晚刷牙、饭后漱口、食前便后洗手的习惯。儿童还应养成不随地吐痰、不乱扔垃圾的习惯。

儿童定期检查

0~6 岁儿童应进行定期的健康检查。

定期检查的频率

6 个月以内婴儿每个月 1 次，7~12 个月婴儿每 2~3 个月 1 次，高危儿、体弱儿适当增加次数。出生后第 2 年、第 3 年每 6 个月 1 次，3 岁以上每年 1 次。

每个阶段的健康检查应该关注的内容

①体格测量及评价，3 岁后每年测视力、血压 1 次。

②各系统体格检查。

③常见病的定期实验室检查，如缺铁性贫血、寄生虫病等，对临床可疑的疾病应进行相应的进一步检查。

家长应该关注的儿童意外伤害

①窒息与异物吸入：3 个月内婴儿应注意防止因被褥、母亲的身体、吐出的奶等造成窒息；较大婴幼儿应防止食物、硬币等异物吸入。

②中毒：保证儿童食物的清洁卫生，防止食物在制作、

储备、出售过程中处理不当所致的食物中毒。避免食用有毒的食物，如毒蘑菇、杏仁、桃仁、白果仁等。防止儿童误服药物，将药物放在其拿不到的地方。

③外伤：防止儿童从高处跌落，应安置围栏、护栏等；妥善放置沸水、高温的油和汤等，以免造成烫伤。教育儿童不要随意玩火柴、煤气等物品。室内电器、电源应有防止触电的安全装置。

④溺水：教育儿童不可独自或与伙伴去无安全措施的江河、池塘玩水。

⑤交通事故：教育儿童遵守交通规则。

教会儿童自救，火灾拨打119，受到伤害拨打110，急救拨打120。

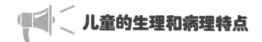 **儿童的生理和病理特点**

儿童的生理特点表现在以下两个方面

①脏腑娇嫩，形气未充：脏腑是指五脏六腑，娇嫩是指发育不成熟、不完善，形是指形体结构，如脏腑、经络、四肢百骸、精血津液，气是指各种生理功能，如肺气、脾气、肾气，充是指充实、完善。脏腑娇嫩，形气未充，是对儿童处于生长发育时期，机体脏腑的形态尚未成熟、各种生理功能尚未健全现象的概括。

②生机蓬勃，发育迅速：无论是在形体结构方面，还是生理功能方面，儿童的机体都在不断地、迅速地向成熟、完善方向发展。年龄越小，这种发育速度越快，显示出儿童的蓬勃生机，这种生机既是促进机体形态增长、功能完善的动

力，也是疾病康复的主力。

儿童的病理特点表现在以下两个方面

①发病容易，传变迅速：是由其生理特点决定的。由于儿童脏腑、阴阳稚弱，形气未充，因而，其适应外界环境、抵御外邪入侵及其他病因的能力均较成人低下，易于受到外邪及饮食、药物等伤害，比成人更容易发病，且一旦发病，较成人病情多变而且传变迅速。

②脏气清灵，易趋康复：和成人相比，儿童生机勃勃、属纯阳之体，虽然儿童生病易传变、易加重，但其病情好转的速度较成人快，疾病治愈的可能性也大。除病因单纯，病中少情绪影响外，儿童病症易于康复在于其生机旺盛、活力充沛、脏气清灵、较少陈年痼疾，发病之后表现出较强的生命力和恢复力，对药物等治疗反应也敏捷。

儿童疾病的病因特点

儿童发病的病因和成人大致相同，但由于儿童具有自身的生理特点，对不同病因的易感程度与成人存在明显差别。

儿童病因以外感、乳食积滞和先天因素居多，而情志、意外因素及医源性伤害也不能忽视。

儿童病变的先兆：食欲改变、睡眠改变、情绪改变、排尿异常、大便改变、舌的变化。

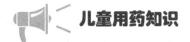 **儿童用药知识**

儿童用药的注意事项

①必须正确掌握用药剂量。

儿童用药剂量一般按每日（次）每千克体重所需药量计算。新生儿及婴幼儿有些药物剂量较小，如地高辛。有些治疗营养缺乏症的药物，小儿剂量与成人所用剂量相等，或高于成人，如维生素 D 治疗小儿佝偻病剂量高于成人。

因此要熟悉儿童用药剂量，有疑问时应及时向儿科医生请教。

②不要滥用药物。

目前存在滥用抗生素现象，除此之外，使用激素及有不良反应的药物时，也应充分考虑利弊。且用药必须考虑月龄、年龄特点：婴幼儿服药困难，尽量选择可口的、容易溶解的药物。新生儿和婴幼儿不用磺胺类药物，因其可引起高胆红素血症。婴幼儿在选择退热药时亦须十分慎重，因其可引起发绀等不良反应，退热尽量服中药或用物理降温。

③按时按量（按医嘱）用药。

有些家长不按规定的时间和用量给患儿服药，只凭自己的经验进行用药，这样很危险，常会给患儿带来严重后果。

服药剂量的大小和次数，以及间隔时间与治病的效果关系非常大。无论是吃药还是打针，药物都会被吸收入血，然后分布到全身。药物在血液中达到一定的浓度，才能起到作用，收到治病的效果。如果用药量小，在体内达不到一定的浓度，服药次数又少，间隔时间也长，这样药物在体内就不能保持一定的浓度，起不到治病的作用，只会延误治疗，使病情发展，给患儿带来危险。如果给药量过大，间隔时间过短或服药次数过多，大大超过常用量，人体不能及时地排出药物的毒性，就会导致中毒，严重的还可引起死亡，必须按时按量用药。对于细菌感染性疾病，如果不按时按量服药，患儿体内的细菌不仅不能被杀死，反而会对药物产生耐受力（即所谓的抗药性），给以后的治疗造成很多困难。有的家长见患儿吃了1~2次药后效果不明显，就把药量加大，或增加每天服药次数，这就有可能产生不良反应。因此，婴幼儿有病时，家长一定要遵照医嘱，按时按量给其服药。

④有技巧地用药。

儿童用药能口服者尽量口服，以减少注射给患儿带来的不良刺激。婴幼儿及不会吞咽药片的患儿，最好用水剂、冲剂，或临时将药片压碎加糖水溶化后再喂。给患儿喂药时应将其抱起，使之成半卧位，用小勺慢慢将药液从嘴角灌入，使药达舌根后即可咽下。必要时要强制喂药，但要动作迅速，防止患儿将药吐出或呛咳。

稍大一点的患儿，可用鼓励的方法，只要患儿自愿吃第一次药，以后就不容易发生畏惧，大一点儿的患儿吃药时，可先在嘴里含点温水，使药与水一起喝下，这样可以避免由于苦味的刺激而引起呕吐。年龄太小的患儿或患儿昏迷不醒时，可以把患儿竖着抱起来，让患儿的头直立，用汤匙压住下颌，迅速灌下，等药喝下后再把汤匙取出。若是患儿极不配合或是药味过苦时，可以采用"果酱夹心"的方法，即在小勺里先放点儿果酱，把碾碎的药倒在上面，然后夹一层果酱，哄着患儿吃。有的患儿容易呕吐，喂药时不要给水太多，喂药后可给少许酸味乳汁。某些苦味药可以放些白糖，带咸味的药水可放少量味精调味，便于服用。没有标明饭后服用的药，最好空腹时服用。因为肚子饱时，服药易呕吐。凡要在饭后服用的药，亦需隔半小时为宜。有的婴幼儿不会吞整片药，除糖衣片外，一般可适当碾细使其服用糖浆之类的药水，这一方法对儿童极具吸引力，但儿童往往可能将几天的药液一次饮尽而造成意外事件，更严重的是成人的糖衣药片儿童也吃。因此父母对于药物的保管应当格外注意。

⑤密切关注儿童用药情况。

家长应注意观察药物的治疗作用和不良反应，世间的万物都有两面性，药作为人类用来治病的一种手段亦不例外。

当药物进入人体内发挥作用时，它会表现出两个方面的作用，其一是它对疾病的治疗作用，其二是它对人体的不良反应：包括毒性反应和特殊反应。要根据不同的病和不同的药观察，为用药提供依据。

儿科用药禁忌

药物一般是通过肝脏解毒和肾脏排泄，而婴儿肝脏解毒功能和肾脏排泄功能有限，而且身体各器官未发育完善，用药宜慎重，遵从医嘱。

①链霉素、卡那霉素、庆大霉素会影响听神经及肾功能，尽量不用，更不能长期应用，以避免耳聋及肾功能损害。

②四环素类药物（包括四环素、土霉素、多西环素）易沉积在骨组织中，妨碍骨骼发育引起牙釉质发育不良、牙齿发黄，不宜用。

③氯霉素可引发灰婴综合征，并能抑制骨髓造血功能，导致再生障碍性贫血、血小板减少，不可用。

④磺胺类药物（包括复方新诺明）会引起新生儿黄疸，还会影响肾脏功能，6个月以内的婴儿尤其是新生儿慎用或不用。

⑤阿司匹林会引起新生儿生理性黄疸加重，抑制血小板聚集，婴儿发热不宜用阿司匹林退热，新生儿及有出血症状的婴儿忌用。退热时1岁以下婴儿可用对乙酰氨基酚，每次每千克体重20mg，一般在39℃以上才用，两次间隔至少要4小时，体温降至38℃以下时应停用。

⑥维生素K_3、维生素K_4可使新生儿出现高胆红素血症、溶血性贫血等，新生儿慎用。

儿科药物的选择

①退热药的应用。

发热是人体防御疾病和适应内外环境温度异常的一种代偿性反应，因此一般发热不需用退热药，可用物理降温。但是若体温升高过快、过高引起患儿不安、惊跳或惊厥时，应立即应用退热药，也应物理降温。另外，高热持续过久可使体内调节功能失常、营养素及氧消耗量增加，食欲减退、防御感染能力降低，不利于患儿健康的恢复，可适当应用退热药。处理发热的同时应积极进行病因治疗，注意高热失水及电解质丢失的补充问题。

②抗感染药物的应用。

儿童易患感染性疾病，而且病情急，变化快，应根据不同病情合理选用抗菌药物，并严格掌握其适应证，目前广泛存在滥用抗生素问题。要全面考虑患儿的临床诊断、全身情况、药物的抗菌作用及不良反应。是否该用抗生素，用量应适当、疗程应充分，以免细菌产生耐药性。用药时间不宜过短，以免引起病情复发，但亦不可迟迟不停导致不必要的不良反应。抗细菌药物对病毒无效，勿随便应用。氯霉素、合霉素有造成再生障碍性贫血的可能，能不用时尽量不用。

③祛痰、镇咳、止喘药物的应用。

儿童呼吸道较窄，炎症时黏膜水肿，渗出物较多，易出现呼吸道梗阻而发生呼吸困难。在呼吸道感染时应多用祛痰药，少用镇咳药。婴幼儿一般不用可待因等药镇咳，但是咳嗽严重时也可适量应用镇静药。婴幼儿气喘时常用异丙嗪止喘，喘憋严重时静脉点滴氢化可的松、地塞米松、氨茶碱，但多用于幼儿以上儿童，因可兴奋神经系统，对新生儿、婴儿可小剂量使用。

④泻药与止泻药的应用。

婴儿便秘时应从饮食治疗入手，哺乳的母亲多饮水，或用栓剂通便，一般不宜应用泻药，更不宜应用"液状石蜡"等油剂药物导泻，以免引起误吸。婴儿腹泻时亦应从调整饮食、控制感染及液体疗法等入手，不宜首选止泻药，因其可使肠道毒素吸收增多，增加全身中毒症状。

家庭必备药物

首先要注意的是，家中必备药物要结合儿童的体质、年龄来进行选择，具体的药物应在正规医院向儿科医生获取相应的建议，以确保药物的正确备用及使用。以下是关于家庭常备药物的其他相关事项。

近年来，随着医药卫生知识的广泛普及和人们生活水平的逐渐提高，不少家庭都配备了药箱，这是一项值得提倡的自我保健措施。一旦有小伤小病，备用的药物即可解燃眉之急，以免除疾病之苦。然而，若选药不妥、保管不善、应用不当，也会事与愿违，轻则贻误病情，重则产生严重后果，使好事变成坏事。因此，怎样科学合理地配备和使用好家庭药箱就显得特别重要。

儿童家庭药箱的内容视儿童健康状况而定，一般以常见病、多发病、慢性病和时令性疾病的药物为主，且品种要少而精，数量不宜多，可随时调整、更新。

选购药物时，要了解药物的适用范围。有些药物名称很相似，切勿搞错。一种药物往往有几种剂型，它们的剂量各异。即使同一种剂型，有时也有不同的规格，即药物含量不同，切勿混淆。还有新生儿、婴幼儿、学龄前儿童的用药，均有特殊的要求，如品种、剂量、禁忌证等，应当特别注意。

该药箱的设备应以简单和实用为原则，保证基本需要，并可根据不同情况予以增减，定期检查补充，确保随时可供使用。装药的容器要注意密封、避光、避高温防潮等。在存放各种药品的包装袋、盒、瓶上要贴有醒目的标签，把内装的药品名称、使用剂量、服法、有效期等写清楚，并注明是内服药，还是外用药，做到内服、外用有别，以免时间久了，分不清是什么药而错服错用。另外，药物应存放在儿童不容易拿到的地方，以免儿童将其当作糖片或糖丸而误服。

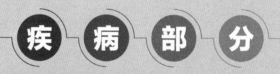

疾 病 部 分

急性上呼吸道感染

概述 急性上呼吸道感染是指由各种病原引起的上呼吸道急性感染，俗称"感冒"，是儿童最常见的疾病。主要侵犯鼻、鼻咽和咽部。

根据感染部位不同，可诊断为急性鼻炎、急性咽炎、急性扁桃体炎等。

病因 各种病毒和细菌均可引起，但90%以上为病毒。

临床表现 ①局部症状：鼻塞、流涕、喷嚏、干咳、咽喉不适和咽痛等，一般在3~4天自然痊愈。②全身症状：发热、烦躁、头痛、全身不适、精神较差等。部分患儿伴有食欲缺乏、呕吐、腹泻、腹痛等消化道症状。

小贴士： 婴幼儿起病急，以全身症状为主，常伴随有消化道症状，局部症状不明显。多有发热，体温可达 39~40℃，热程在 2~3 天至 1 周左右，起病 1~2 天内可因发热而引起惊厥。

治疗 ①一般治疗：注意休息，居室通风，多饮水，防止交叉感染。②药物治疗：病毒感染多用中药治疗；细菌感染多用抗菌药物，常选用青霉素类、头孢菌素类或大环内酯类抗生素；流感病毒感染可用磷酸奥司他韦。③对症治疗：高热者予对乙酰氨基酚或布洛芬，亦可采用冷敷或温水浴等物理降温。④小儿推拿：解表三法（开天门、推坎宫、揉太阳）各 50 次，清肺经 200 次，拿风池 5 次。

预防 ①加强体格锻炼以增强抵抗力。②提倡母乳喂养。③避免去人多拥挤、通风不畅的公共场所。

急性支气管炎

概述 急性支气管炎是指由于各种致病源引起的支气管黏膜感染。常继发于上呼吸道感染或是急性传染病的一种表现，是儿童常见的呼吸道疾病，其中尤以婴幼儿多见。

病因 各种病毒或细菌，或混合感染。

临床表现 先有上呼吸道感染症状，后以咳嗽为主要症状，开始为干咳，随后有痰。婴幼儿常有发热、呕吐及腹泻等症状。一般无全身症状。

治疗 ①一般治疗：注意休息，居室通风，多饮水，防止交叉感染。经常改变体位，多饮水，保持适当湿度，使呼吸道分泌物易于咳出。②药物治疗：病原体多为病毒，一般不采用抗菌药物。怀疑有细菌感染时用抗菌药物。③对症治疗：痰液黏稠时用祛痰药物如氨溴索、乙酰半胱氨酸等；喘憋严重用支气管舒张剂如雾化吸入沙丁胺醇或硫酸特布他林等；也可吸入糖皮质激素如布地奈德混悬液。④小儿推拿：推肺经 200 次，运内八卦、推揉膻中、推揉肺俞各 100 次。

预防 ①加强体格锻炼以增强抵抗力。②提倡母乳喂养。③避免去人多拥挤、通风不畅的公共场所。

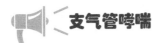

支气管哮喘

概述 支气管哮喘简称"哮喘"，是儿童期最常见的慢性呼吸道疾病，是多种细胞组分共同参与的气道慢性炎症性疾病，炎症导致气道反应性增加，出现广泛多变的可逆性气流受限，并引起反复发作性的喘息、气促、胸闷或咳嗽等症状，常在夜间和（或）清晨发作或加剧，多数患儿可经治疗缓解或自行缓解。

危险因素 ①吸入过敏原，如尘螨、动物毛屑及排泄物、花粉、真菌等。②食入过敏原，如牛奶、鱼、虾、蟹、鸡蛋和花生等。③呼吸道感染，尤其是病毒及支原体感染。④强烈的情绪变化。⑤运动和过度通气。⑥冷空气。⑦药物，如阿司匹林等。⑧职业粉尘及气体。

临床表现 咳嗽和喘息呈阵发性发作，以夜间和清晨严重。发作前可有流鼻涕、打喷嚏和胸闷症状，发作时呼吸困难，呼气相延长并伴有喘鸣声。严重者呈端坐呼吸，恐惧不安，大汗淋漓，面色青灰。

治疗目标 ①有效控制急性发作症状，并维持最轻的症状。②防止症状加重或反复。③将肺功能维持在正常或接近正常水平。④防止发生不可逆的气流受限。⑤保持正常活动（包括运动）能力。⑥避免药物不良反应。⑦防止因哮喘而死亡。

治疗原则 长期、持续、规范和个体化治疗。急性发作期治疗重点为抗炎、平喘，以便快速缓解症状；慢性持续期应坚持长期抗炎，降低气道反应性，防止气道重塑，避免危险因素和自我保健。

治疗 ①药物治疗：包括缓解药物和控制药物。缓解药物包括：吸入型速效 β_2 受体激动剂，全身型糖皮质激素，抗胆碱能药物，口服短效 β_2 受体激动剂，短效茶碱等。控制药物包括：吸入型糖皮质激素，白三烯调节剂，缓释茶碱，长效 β_2 受体激动剂，肥大细胞膜稳定剂，全身性糖皮质激素等，抗 IgE 抗体。②小儿推拿：揉天突、搓摩胁肋各 300 次，揉定喘、肺俞各 300 次，清肺经、推小横纹各 100 次。

预防　①应避免接触变应原，积极治疗和清除感染灶，去除各种诱发因素。②哮喘患儿的教育与管理，通过对患儿及家长进行哮喘基本防治知识的教育，调动其对哮喘防治的主观能动性，提高依从性，避免各种危险因素，巩固治疗效果，提高生活质量。

支气管肺炎

概述 支气管肺炎是累及支气管壁和肺泡的炎症，为儿童时期常见的肺炎，2岁以内儿童多发。一年四季均可发病。

病因 最常见为细菌和病毒感染，也可由病毒和细菌混合感染。

临床表现 ①发热：新生儿、重度营养不良患儿体温可不升高或低于正常值。②咳嗽：较频繁，早期为刺激性干咳，极期咳嗽反而减轻，恢复期咳嗽有痰。③气促：多在发热、咳嗽后出现。④全身症状：精神较差，食欲减退，烦躁不安，轻度腹泻或呕吐。

治疗 ①一般治疗：室内空气要流通，以温度18~20℃、湿度60%为宜；给予营养丰富的饮食；经常改变体位，促进炎症吸收；注意隔离，以防交叉感染；注意水、电解质的补充。②抗感染治疗：明确为细菌感染或病毒感染继发细菌感染者应使用抗菌药物，明确为病毒感染者予以抗病毒治疗。③对症治疗：氧疗等。④小儿推拿：推肺经、清天河水、退六腑各 300 次。

预防　①增强体质，减少被动吸烟，保持室内通风，积极防治营养不良、贫血及佝偻病等疾病，注意手卫生，避免交叉感染。②针对某些常见细菌和病毒，疫苗预防接种。

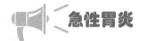

急性胃炎

概述 急性胃炎是小儿常见病，尤其是婴幼儿。临床上可分为单纯性、糜烂性、腐蚀性三种类型，儿童中以单纯性与糜烂性多见。

临床表现 本病多急性起病，表现为上腹饱胀、疼痛、嗳气、恶心及呕吐，呕吐物可带血呈咖啡样，也可发生较多出血，表现为呕血及黑便，甚至是首发表现。

治疗 首先是病因治疗，如为药物性者停用相关药物，应激性者积极治疗原发病，感染性者可选用适当抗生素，腐蚀性者处理方法有药物和手术两种方法。患儿宜卧床休息，进清淡流质或半流质饮食，必要时停食1~2餐。有脱水者纠正水、电解质紊乱。有严重出血时应按上消化道出血处理，如补充血容量，给 H_2 受体拮抗药或质子泵抑制剂，必要时内镜止血等。危重患儿可用 H_2 受体拮抗药口服或注射预防应激性胃炎发生。一般及时治疗预后多良好，如急性腐蚀性胃炎未能及时处理，常致后遗症，需要进一步处理。

家庭护理 急性胃炎患儿在饮食上宜多饮水，以补充因吐泻损失的水和盐。具体方法是：用温的淡盐水（开水、粗盐）、淡红茶水、煮菜水交替饮用。一般每小时 1 次，每次饮 150~200ml。多饮水还有利于排出代谢产物。

患者呕吐停止、腹泻次数减少后，选喝少量小米汤或稀藕粉，以后逐渐吃些粥、煮软的细面条、薄面片等。还要继续多饮水，不要急于吃肉、蛋等含蛋白质与脂肪多的食物，也不要食用易引起胀气的食物和纤维多的食物，如暂时不要饮用牛奶。

病情缓解后，例如腹痛止、便次少、体温接近正常后，可以开始吃鸡蛋汤、蒸鸡蛋羹、酸奶、粥、面汤、苏打饼干、烤面包干、清蒸或清炖鲜鱼、瘦肉泥、嫩菜叶等。每餐食量宜少。

恢复期宜吃易消化、刺激性小和胀气性轻的食物，尽量做得软烂、清淡一些。

不适宜吃的食物：为避免胃肠道发酵、胀气，急性期应忌食牛肉等易产气食物，并尽量减少蔗糖的摄入。应注意饮食卫生。忌食高脂肪的油煎、炸、熏、腊的鱼肉，含纤维素较多的蔬菜、水果，刺激性强的饮料、食物和调味品等。

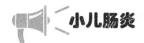

概述 小儿肠炎是指由微生物感染而导致小肠及结肠的炎症。

病因 病毒和细菌。

临床表现 腹痛、腹泻等。轻度肠炎一天大便 5~8 次，有轻微发热，无脱水现象。中度肠炎一天大便超过 10 次，大便为水样、泥状，细菌性小儿肠炎患儿的大便带有黏液、脓或血液，俗称"痢疾"。有脱水现象，高热；因细菌有毒素，常引起痉挛、昏睡、休克现象，严重者甚至死亡。重度肠炎一天大便在 15 次以上，水样大便喷射而出，有重度脱水现象，即皮肤干燥、眼球凹陷、眼圈发黑、小便减少、口渴、不安，此外尚存在酸血症、呼吸不适、虚脱、半昏迷等状态。由于钾缺乏及水肿，会出现腰部膨胀、肠麻痹等现象。若不及时治疗，死亡率可达 30% 以上。

治疗 小儿肠炎的治疗主要是病因治疗和对症治疗。病因是说急性肠炎是由什么原因引起的，设法查出并及时消除这个病因。对症治疗是患儿出现什么症状，就设法消除这个对身体有害的症状。如果是由消化不良引起的，可以调整饮食并服用乳酶生、酵母片等；如果是由细菌感染引起的，可选用抗生素并在医生指导下使用；如果是由身体的其他疾病引起的，就积极治疗原发疾病；如果是不合理使用抗生素引起的，就需请教医生，使抗生素的使用合理化。患儿呕吐、腹泻失水过多时，要及时补充水和电解质；高热时，采用物理或药物降温；缺钾补钾，缺钙补钙；存在代谢性酸中毒或休克时，应及时送医院急救。

预防 预防小儿肠炎应做到：①任何奶制品和经加工的鱼肉类食物，如果在室温下放置过久，便不宜进食。②要注意用微波炉加热的食物，中心的温度够热才可进食。微波本身没有杀菌的能力。③不要进食怀疑不卫生的食物。④在外地旅行时更应注意，因为细菌种类不同，肠道的抵抗能力会低一些。⑤冷藏的熟肉应当充分煮熟后再吃。⑥如果发现罐头食物的容器有所损坏，或内装的食物有异，即应丢弃。⑦奶类食品的有效日期不能不看。⑧不可吃马铃薯的嫩芽。⑨如果家中有幼儿，盛有化学品的瓶子都要放在他们拿不到的地方。

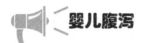

概述 婴儿腹泻，是多病原、多因素引起的以腹泻为主的一组疾病。主要特点为大便次数增多和大便性状改变，可伴有发热、呕吐、腹痛等症状，以及不同程度的水、电解质、酸碱平衡紊乱。腹泻是两岁以下婴幼儿的常见病。对婴儿腹泻的预防应注意合理喂养，注意卫生管理，培养良好的卫生习惯，流行季节应注意消毒隔离，注意气候变化，防止滥用抗生素。

病因 病原可由病毒（主要为轮状病毒及其他肠道病毒）、细菌（致病性大肠杆菌、产毒性大肠杆菌、出血性大肠杆菌、侵袭性大肠杆菌及鼠伤寒沙门氏菌、空肠弯曲菌、金黄色葡萄球菌等）、寄生虫、真菌等引起。肠道外感染、滥用抗生素所致的肠道菌群紊乱、过敏、喂养不当及气候因素也可致病。

治疗 婴儿腹泻的治疗原则为继续进食，合理调配，维持营养；迅速纠正水、电解质平衡紊乱；控制肠道内外感染；对症治疗加强护理、防治并发症；避免滥用抗生素。

家庭护理 对于婴儿腹泻，一方面要查明病因，对因治疗；另一方面，饮食调理也很重要。以往患儿腹泻，比较强调限制饮食，理由是使胃肠道得以休息。但目前临床医生不但不主张禁食，反而鼓励患儿进食，理由是患儿正处于发育的黄金时期，需要充足的营养，而腹泻导致大量营养物质流失，如再限制饮食，无异于"雪上加霜"，诱发或加重营养不良，妨碍生长发育，导致免疫功能降低，腹泻也就更难以停止。正确的做法是，6个月以上的腹泻患儿，继续按照已经习惯的食谱安排膳食，如粥、面条、稀饭加些蔬菜，饮食以清淡为原则，切忌生、冷、硬食品。不宜喝糖分较多的糖水、果汁、饮料，以免加重脱水。不满6个月者，如为母乳

喂养，可继续用母乳喂养，也可改用豆奶喂养，但泻止或好

转后应恢复母乳喂养。

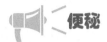 **便秘**

概述　便秘是指不能按时排便，或大便坚硬干燥，欲大便而排时不爽，艰涩难于排出的症状。便秘是一个症状，本身并非一种疾病，除先天性巨结肠以外，可单独出现，有时继发于其他疾病过程中。单独出现的便秘，多为习惯性便秘，与体质、饮食习惯、生活不规律有关。突然改变生活环境，过食辛辣香燥，可发生一时性便秘。某些器质性疾病以便秘为主要临床症状。便秘的诊断要点为：①排便间隔时间延长，3天以上一次，粪质干燥坚硬难解，可伴少腹胀急、胃纳减退，甚至脾气暴躁、哭闹不宁。②腹部可触及条索状包块，于排便后消失。

　　新生儿生后24小时未排出胎便，应高度怀疑消化道梗阻，应进一步检查，如拍立位腹部平片等。如婴儿生后即开始便秘，应注意与甲状腺功能不全和先天性巨结肠鉴别。后者钡灌肠检查除结肠扩张外，可见有节段性狭窄，而慢性便秘则结肠全部扩张。对儿童便秘也要进行详细体检和必要的辅助检查，以便与神经性或器质性梗阻相鉴别。

治疗 对便秘的治疗，有原发病者积极治疗原发病（如甲状腺功能低下等）。治疗单纯性便秘的根本应放在改善饮食内容上，多补充水分和含纤维素多的食物（如谷物、蔬菜等），同时养成排便习惯，药物治疗只在必要时临时使用。

预防 3岁以上的幼儿，每天早餐及晚餐后，要提醒其排便，每次排便时间不宜太短，并鼓励尽量排干净。不论每次是否有排便，都须每日按时上厕所，如此才能养成按时排便的好习惯。便秘者需要治疗一段时间后大肠才能恢复良好的排便功能，要利用治疗期间养成良好的排便和饮食习惯，之后再停止药物，便秘才不会复发。

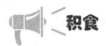

积食

概述　小儿积食是一个中医病症，指由于喂养不当、暴饮暴食、喂过多生冷油腻之食物，损伤小儿脾胃，使之不能正常地消化食物的一种病症。

临床表现　多表现为腹胀、食欲不振、呕吐酸馊食物、大便酸臭、舌苔厚腻。

按捏疗法　①捏脊。让患儿面孔朝下平卧。家长以两手拇指、示指和中指提捏其脊柱两侧，随捏随按，由下而上，再从上而下，捏 3~5 遍，每晚一次。②揉中脘：胸中与肚脐连线的 1/2 处，即是中脘穴位。家长用手掌根旋转按揉，每日两次。③揉涌泉：足底心即是涌泉穴。家长以拇指压按涌泉穴，旋转按摩 30~50 下，每日两次。

运动疗法 坚持让患儿做户外活动。天气冷的话，可选择太阳好、风轻的时间段，每天让患儿出去活动半小时到一小时，也可以在晚饭后带着患儿温和地散步半小时到一小时。

药物疗法 当患儿贪食受凉，引起肚腹胀满、恶心呕吐、烦躁口渴、舌苔黄厚、大便干燥时，可服用小儿化食丸。包装规格：每丸 1.5g。用法：1 岁以下者每次服用 1 丸，每天两次；大于 1 岁者每次服用两丸，每天两次。要用开水溶化后服用。当患儿因积食引起咳嗽、喉中痰鸣、腹胀如鼓，以及不思饮食、口中有酸臭气味时，可服用小儿消积止咳口服液。温开水送服，2 岁以上的幼儿可直接饮服。

饮食疗法 ①糖炒山楂。功能：清肺、消食。尤其适宜吃肉过多引起的积食。做法：取红糖适量（如有发热的症状，可改用白糖或冰糖），入锅用小火炒化（为防炒焦，可加少量水），加入去核的山楂适量，再炒 5~6 分钟，闻到酸甜味即可。每顿饭后让患儿吃一点儿。②山药米粥。功能：调补脾胃，滋阴养液。用于小儿积食不消，吃饭不香，体重减轻，面黄肌瘦。做法：取干山药片 100g，大米或小黄米（粟米）100g，白糖适量。将大米淘洗干净，与山药片一起碾碎，入锅，加适量水，熬成粥。

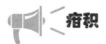 **疳积**

概述 疳积是以精神萎靡、面黄肌瘦、毛发焦枯、肚大筋露、纳呆便溏为主要表现的儿科病症。多见于1~5岁儿童。

病因 疳积多因饮食不节，乳食喂养不当，损伤脾胃，运化失职，营养不足，气血精微不能濡养脏腑；或因慢性腹泻、慢性痢疾、肠道寄生虫等病经久不愈，损伤脾胃而引起。

治疗 胃纳减退，恶心呕吐，吐出奶块及食物，腹胀而硬，大便酸臭，烦躁哭闹，苔白厚腻，脉滑有力的患儿治宜消食导滞。①二丑消积饼。黑、白丑各60g，白面500g。将二丑炒香脆，研成细粉状，与白面调和，加适量白糖，焙制成每块重3g的饼干食用。每服1~3块，日3次。②鸡内金粥。鸡内金 6g，干橘皮 3g，砂仁 1.3g，粳米 30g，白糖少许。先将前三味共研成细末，然后与粳米同煮粥，待熟时调入白糖。温服，早、晚各 1 碗。③鹌鹑大米粥。鹌鹑 1 只，大米适量，调味料少许。将鹌鹑处理干净，切成小块，与大米同煮粥，调好味。空腹温热食，日 2~3 次。④香姜子奶。丁香 2 粒，姜汁 1 茶匙，牛奶 250ml，白糖少许。将丁香、姜汁、牛奶同锅煮沸，去丁香，加白糖，温饮。⑤莱菔子散。莱菔子 6g，焙干研末，用温开水调服。

长期胃纳不振，时时腹泻，面色黄白，毛发枯槁，形体羸瘦，精神不振，目光黯淡，睡间露睛，甚则浮肿，舌淡少苔，脉细弱的患儿治宜健脾益胃，补养气血。①山楂蜜膏。山楂、蜂蜜各 500g。将山楂洗净，去核，切成薄片，加适量水煮糊，再加蜂蜜炼成膏。每服半匙，日 3 次。②小米山药粥。山药 45g（鲜品 100g），小米 50g，白糖适量。将山药洗净捣碎或切片，与小米共煮粥，熟后加适量白糖调匀，空腹温热服食。③炒扁豆淮山药粥。炒扁豆 60g，淮山药 60g，大米 50g。将扁豆、淮山药洗净，大米淘洗干净，加水适量共煮粥。小儿疳积应注意，在喂养方面遵循先稀后干、先素后荤、先少后多、先软后硬的原则。注意营养搭配。必要时应中西医结合治疗，特别是对原发病、消耗性疾病的治疗。

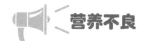

营养不良

概述 小儿营养不良是指因为营养素摄入或者吸收不足导致的身体成分，特别是细胞数量和体重的减少，进而导致身体或者精神功能障碍的常见疾病，最常见的营养不良就是蛋白质 – 能量营养不良。

临床表现 营养不良的主要表现包括体重不增或低体重、生长发育迟缓、消瘦，根据患儿的体重、年龄和性别进行计算。一般小于同年龄、同性别的平均水平两个标准差为中度营养不良，小于同年龄、同性别的平均水平三个标准差为重度营养不良。小儿营养不良常见的临床症状是精神萎靡、乏力、皮肤干燥、皮肤弹性差等，重度营养不良患儿可出现水肿的情况。

治疗 营养不良的患儿要采取综合措施，治疗原则为去除病因，调整饮食，补充营养物质，防治并发症，增进食欲，提高消化能力。必须分析病因，标本兼治，方可得良好效果。预后取决于营养不良发生的年龄、持续时间及其程度，其中尤以发病年龄最为重要，年龄越小其远期影响越大，抽象思维能力较易受损。

预防 营养不良的预防至关重要，预防工作的重点应是加强儿童保健，寻求营养指导，学习合理的喂养知识，注意卫生，预防疾病。大力鼓励母乳喂养，生后4个月内完全母乳喂养，4~6个月应逐渐按需添加。改善个人和环境卫生，防止急、慢性传染病的发生，注意食具的消毒，防止胃肠道疾病的发生，按期进行预防接种，对唇裂、腭裂、先天性肥厚性幽门狭窄进行及时处理。应用生长发育监测图，定期测体重并在生长发育监测图上标出，将测量结果连成曲线，如发现体重增长缓慢、不增或下跌，应及时寻找原因并予以处理。保证睡眠，适当进行户外运动，使患儿生活具有规律性。

日常饮食要注意合理搭配蛋白质，避免午夜进食，少吃多餐，按时进食，细嚼慢咽，合理喝水，吃新鲜的水果蔬菜，吃天然食物。

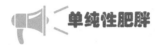 **单纯性肥胖**

概述 小儿单纯性肥胖是指能量摄入长期超过消耗，导致体内脂肪蓄积过多，以至于体重超过同年龄、同身高正常儿童的标准，是以身体脂肪含量过多为主要特征的多病因的、能够合并多种疾患的慢性病，是一种常见的营养失衡现象。

病因 单纯性肥胖与生活方式密切相关，是以过度营养、运动不足、行为偏差为特征的全身脂肪组织普遍过度增生、堆积的慢性疾病，可发生于任何年龄，多见于婴儿、5~6 岁儿童和青春期儿童。单纯性肥胖是当今严重的健康问题和社会问题，为目前公认的严重危害儿童健康的问题之一，是当今发达国家和经济发达地区的一种重要的疾病，肥胖的流行将会给个人和社会造成严重的社会和经济负担，应从小儿预防开始。

临床表现 小儿单纯性肥胖一般有家族肥胖史；智力佳，皮下脂肪丰满，分布比较均匀，身体脂肪积聚以乳部、腹部、臀部及肩部较为显著，腹部皮肤出现白纹、粉红色或紫纹；四肢肥胖，尤以上臂和臀部明显。无内分泌紊乱和代谢障碍性疾病；常有疲劳感，活动时气短或腿痛，行动笨拙，膝外翻或扁平足。食欲极佳，食量大大超过一般小儿，且喜食淀粉类甜食和高脂肪食物，不喜欢吃蔬菜等清淡食物。体格生长发育迅速，但骨骼正常或超过同年龄小儿，体重超过同性别、同身高正常儿均值 20% 以上或体重指数大于 $23kg/m^2$。性发育一般较早或正常。

治疗 治疗儿童期单纯性肥胖需要以运动处方为基础，以行为矫正为关键，健康教育贯彻始终。儿童期不应实施所谓"减肥"或"减重"措施，儿童期单纯性肥胖的控制目标是培养科学、正确的生活方式，去除心血管疾病的危险因素。儿童期肥胖控制有四项禁忌，即严禁短期快速减重，严禁饥饿、变相饥饿疗法，严禁药物减重，严禁手术去脂。

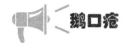 鹅口疮

概述 鹅口疮又名雪口病、白念菌病，是由真菌传染，在黏膜表面形成白色斑膜的疾病，多见于婴幼儿。

病因 鹅口疮是白色念珠菌感染引起的。白色念珠菌有时也可在口腔中找到，当婴儿营养不良或身体衰弱时可以发病。新生儿多由产道感染，或因哺乳奶头不洁或喂养者手指的污染传播。

临床表现 鹅口疮任何年龄都可发生，但两岁以内的婴幼儿最多见。主要表现为口腔黏膜出现乳白色，微高起斑膜，周围无炎症反应，形似奶块，无痛，擦去斑膜后，可见下方不出血的红色创面，斑膜面积大小不等，可出现在舌、颊、腭或唇内黏膜上。在感染轻微时，除非仔细检查口腔，否则

不易发现，也没有明显痛感，或仅有进食时表情痛苦，严重时宝宝会因疼痛而烦躁不安、胃口不佳、啼哭、哺乳困难，有时伴有轻度发热。受损的黏膜如治疗不及时可不断扩大，蔓延到咽部、扁桃体、牙龈等。

预防护理 鹅口疮的预防护理应注意以下几点。①产妇有阴道霉菌病的要积极治疗，切断传染途径。②婴幼儿进食的餐具清洗干净后再蒸 10~15 分钟。③哺乳期的母亲在喂奶前应用温水清洗乳晕，而且应经常洗澡，换内衣，剪指甲，每次抱婴儿时要先洗手。④对于婴幼儿的被褥和玩具要定期拆洗、晾晒；婴幼儿的洗漱用具尽量和家长的分开，并定期消毒。⑤幼儿应经常性地进行一些户外活动，以增加机体的抵抗力。⑥在幼儿园过集体生活的幼儿，用具一定要分开，不可混用。⑦应在医生的指导下使用药物。

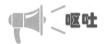 呕吐

概述 呕吐是指以乳食由胃从口中吐出为主要症状的一种上消化道疾病。多见于婴幼儿,可单独出现,也可为多种疾病的伴发症状。严重的呕吐常使体液丧失过多,出现气阴亏损、电解质紊乱等。长期反复呕吐,可导致脾胃虚弱、气血不足、营养不良等后果。

临床表现 小儿呕吐主要表现为食物由胃中上涌,经口而出。有嗳腐口臭、恶心纳呆、胃脘胀闷等病症。有饮食不节或饮食不洁、情志不畅等病史。重症呕吐者,有阴伤液竭之症。

治疗 小儿伤食呕吐特点是呕吐物酸臭,不思乳食,恶心腹胀,气出秽臭。吐前不安,吐后安静,大便酸臭。治

宜消食导滞，和胃止呕。可用食疗方：①生萝卜捣碎取汁或萝卜子 30g 微炒，水煎频服。治豆类或面食所伤。②生姜5 片，水煎片刻，少量多次服，或在牛奶中加姜汁 3~5 滴。止吐奶。③鸡内金 10g，炒麦芽 10g，水煎，频饮。治一切饮食所伤。

小儿胃热呕吐表现为食入即吐，吐物酸臭，口渴喜饮，牙龈肿痛，口臭，面红唇赤，小便黄少，大便秘结。治宜清热和胃，降逆止呕。可用食疗方：①鲜苇根 90g，水煎浓汁，代茶饮。②鸡内金烧灰，黄酒送服，日 3 次。③荸荠适量，水煎，少量多次服。

小儿胃寒呕吐多由过食生冷或腹部受寒引起，表现为呕吐物不消化，无明显腥臭，呕吐时发时止，腹胀，不思饮食，大便亦稀薄。治宜温中散寒，和胃止呕。可用食疗方：①核桃 1 个，烧成炭，研细末，用姜汤送服。②大蒜 1 头，煮熟，用开水冲蜂蜜，送服大蒜。③鲜生姜汁频服。

预防 对呕吐的预防应该注意坚持正确的喂养方法，养成良好的饮食习惯，积极防治胃肠道疾病和各种感染性疾病，在良好的氛围中进食等。

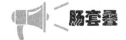 **肠套叠**

概述 肠套叠是指一段肠管套入与其相连的肠腔内，并导致肠内容物通过障碍。肠套叠占肠梗阻的 15%~20%。有原发性和继发性两类。原发性肠套叠多发生于婴幼儿，以 1 岁以内婴幼儿为主，男多于女。绝大多数肠套叠是近端肠管向远端肠管内套入，逆性套叠较罕见，不及总例数的 10%。

病因 肠套叠的发病原因尚不清楚。可能与以下因素有关。①功能性因素：如某种原因（食物、蛔虫等）的刺激引起肠管痉挛和蠕动失调。②解剖因素：如最多见的回肠与结肠套叠，两者肠管的口径不同，又呈直角，以及回盲瓣的病变皆能诱发套叠。③病理因素：肠管本身的各种病变，如肿瘤、憩室、紫癜等均可诱发。

小儿肠套叠多为原发性，可应用空气或钡剂灌肠法复位，但怀疑有肠坏死者禁忌使用。灌肠法不能复位或怀疑有肠坏死，又或为继发性肠套叠者可行手术疗法。

治疗　家庭配合治疗方法可用以下食疗方。①黑豆醋冰饮。原料：黑豆 700g、醋 200g、蜂蜜 30g、郁金 100g、冰糖 250g、水 600ml。制作方法：将黑豆、醋放入榨汁机内，加入蜂蜜、冰糖及水，打匀装杯即可。②蜂蜜拌芦荟。原料：芦荟 100g、白果（鲜）200g、蜂蜜 400g、盐 5g。制作方法：芦荟洗净，去皮，叶肉切成细片；白果在水中煮熟，去薄皮，除水分，加入盐；芦荟、白果装入瓶中，倒入蜂蜜，瓶口密封保存即成。

预防　预防小儿肠套叠应注意避免腹泻，尤其是秋季腹泻，家长应高度警惕小儿肠套叠的发生。平时要注意科学喂养，不要过饥过饱、随意更换食物，添加辅助食物要循序渐进，不要操之过急。要注意气候的变化，随时增减衣服，避免各种容易诱发肠蠕动紊乱的不良因素。如果一个健康的婴幼儿突然出现不明原因的阵发性哭闹、面色苍白、出冷汗、呕吐、大便带血、精神不振时，应想到有可能是肠套叠。

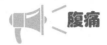

概述 腹痛是临床常见的症状，可由胸部疾病及全身性疾病导致。此外，腹痛又是一种主观感觉，腹痛的性质和强度，不仅受病变情况和刺激程度影响，而且受神经和心理等因素的影响。即患者对疼痛刺激的敏感性存在差异，相同病变的刺激在不同的患者或同一患者的不同时期引起的腹痛在性质、强度及持续时间上均有所不同。

小儿突然腹痛是生活中经常会碰到的情况。引起急性腹痛的常见病有多种，它们起病急、进展快。因为婴幼儿不会用言语准确表达，所以给疾病的诊断带来一定困难。又因某些疾病一旦发病即应进行手术；而有些病在早期可以保守治疗，晚期则需手术切除部分器官才能治愈；还有些腹痛通过药物治疗即可好转。故而不能随便给儿童服止痛药，这样会掩盖病情。应学会通过儿童的各种异常表现，来判断引起腹痛的可能原因，及时做相应处理，减少儿童的痛苦及不必要的损失。

家庭护理　如果儿童常发生腹痛，经过医生的详细检查诊断为肠痉挛时，作为家长除在医生的指导下进行治疗外，还应注意如果儿童的腹痛只是偶尔发生或发作次数并不频繁时，一般不用服药治疗，经过几分钟或十几分钟，甚至数秒钟，腹痛往往会自然缓解。如儿童腹痛的症状可连续几天，或一天之内要痛几次，甚至因腹痛影响正常的学习和生活，这时就需要给儿童服用解痉药及抗过敏的药物，同时还可采取一些临时止痛措施，包括腹部的局部保暖、按摩或针灸等方法。

此外，儿童的腹痛一定要观察大便情况，包括有无大便，大便几天未排和儿童的进食情况。几天无大便伴腹胀者，可能是肠梗阻。便脓血尤其在夏秋季节当注意是痢疾、出血性大肠杆菌性肠炎、回肠远端憩室等。大便呈蛋花汤样或者水样便，伴呕吐，尤其秋冬季节，多是轮状病毒性肠炎。这种疾病多见于幼儿，可能发生脱水、电解质紊乱和代谢性酸中毒，家长应当注意给儿童多喝水。如果有便秘与腹泻交替出现，应当注意不完全性巨结肠症和肠易激综合征，这种便秘可以用开塞露通便。此外应多吃富含纤维素的食物，少喝碳酸饮料。

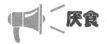

厌食

概述 厌食是指小儿较长时间不欲饮食，甚至拒食的一种病症。临床以食欲不振为主要特征。厌食多见于1~6岁儿童，城市儿童发病率较高，无明显季节性。患儿一般除厌食外，其他情况较好。若长期不愈，缺乏营养，则会影响儿童生长发育。

临床表现 小儿厌食症在小儿时期很常见，主要的症状有呕吐、食欲不振、腹泻、便秘、腹胀、腹痛和便血等，这些症状不仅反映消化道的功能性或器质性疾病，且常出现在其他系统的疾病中，尤其多见于中枢神经系统疾病或精神障碍及多种感染性疾病时，因此必须详细询问有关病史，密切观察病情变化，对其原发疾病进行正确的诊断和治疗。

治疗 家庭配合治疗可用以下食疗方。①麦芽粥。配料：麦芽 50g，粳米 50g。用法：麦芽与粳米煮粥食用。②橘皮山楂茶。配料：橘皮 15g，焦山楂、莱菔子各 10g。用法：将上 3 味共制粗末，放入杯中，用沸水冲泡，代茶饮用。每日 1 剂。两岁以下幼儿药量减半。③菠萝汤。配料：菠萝肉 250g、白糖适量。用法：将菠萝肉放入淡盐水中浸泡 10 分钟，然后切成小块，加水煮汤，调入白糖即成。每日 1 剂，连服 5~7 日。

预防 对厌食的预防首先要保持合理的膳食。建立良好的进食习惯。动物食物含锌较多，需在膳食中保持一定的比例。此外可增加锌的摄入量，于 100g 食盐中掺入 1g 硫酸锌，使锌的摄入达到标准用量（约每日 10mg），可使食欲增加。如有慢性疾病和营养不良，需及早治疗。对儿童厌食的心理矫治，应注意做好以下几点：①给儿童做出好榜样。事实表明，如果父母挑食或偏食，则儿童多半也是个厌食者。②注意引导。当儿童不愿吃某种食物时，家长应当有意识有步骤地去引导他们品尝这种食物，既不无原则迁就，也不过分勉强。③创造好的吃饭气氛。要使儿童在愉快的心情下摄食。④不要依赖补药和补品去弥补儿童营养的不足，而要耐心讲解各种食物的味道及其营养价值，引导儿童合理膳食。

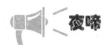

概述 小儿夜啼是指小儿白天如常，入夜则经常啼哭不眠。患此症后，持续时间少则数日，多则经月。

病因 夜啼可分为生理性和病理性。

生理性夜啼原因主要有环境不适应、白天运动不足、午睡时间安排不当。环境不适应：有些儿童对自然环境不适应，黑夜白天颠倒。父母白天上班他睡觉，父母晚上休息他"工作"。若将儿童抱起和他玩，哭闹即止。对于这类儿童，可尝试将其睡眠时间调整过来，必要时需请儿童保健医生指导。白天运动不足：有的儿童白天运动不足，夜间不肯入睡，哭闹不止。这些儿童白天应增加活动量，儿童累了，晚上就能安静入睡。午睡时间安排不当：有的儿童早晨起不来，到了午后 2~3 点才睡午觉，或者午睡时间过早，以至晚上提前入睡，半夜睡醒，没有人陪着玩就哭闹。这些儿童早晨可以早些唤醒，午睡时间适当调整，使儿童晚上有了睡意，就能安安稳稳地睡到天明。

病理性夜啼常见的原因有以下几种。口腔溃疡往往在吃奶或进食时哭闹。腹痛如肠套叠（表现为阵发性剧烈的哭闹，同时面色苍白、呕吐、排出果酱样大便）；急性阑尾炎（持续性哭闹、发热，一旦阑尾穿孔后哭闹加剧）；嵌顿性腹股沟疝（腹痛剧烈，患儿常用手抚摸嵌顿处，出现呕吐）；肠痉挛（一阵阵哭闹，安静一段时间后又因肠痉挛而再哭闹）等。鼻塞（吃奶时因鼻塞影响呼吸而哭闹）；头痛（多种原因引起的头痛都会使婴儿哭闹，如发热、脑膜炎时呈一阵阵尖声哭叫）；外耳道炎、疖肿（喂奶时当患侧的耳朵贴近母亲身体时或牵拉患侧耳朵时哭闹得更厉害）。

治疗 一般来说，生理性哭闹的婴儿一般情况良好，饮食正常，哭声洪亮，哭闹间隙期面色、精神正常，当消除因素后哭闹停止。病理性哭闹的婴儿哭声不同寻常，有时尖叫，声音嘶哑，常突发性剧哭；伴有发热时精神萎靡，面色苍白，有时伴有呕吐、腹泻、大便有血，需去医院进一步查明原因。儿童睡眠有周期性，一般从浅睡到深睡而后活动睡到觉醒，在活动睡眠阶段儿童会不断翻身、动或哭，所以不要去惊动他，让他闹一阵自会再睡，另外要注意补充鱼肝油和晒阳光，适当补充些钙剂。

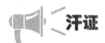 汗证

概述 小儿汗证为中医病名，是指不正常出汗的一种病症，即小儿在安静状态下，日常环境中，全身或局部出汗过多，甚则大汗淋漓，多发生于 5 岁以下幼儿。小儿汗证，多属自主神经功能紊乱，而维生素 D 缺乏性佝偻病及结核感染，也常以多汗为主症，临证当注意鉴别，及时明确诊断，以免贻误治疗。反复呼吸道感染的患儿，属于表虚不固者，常有自汗、盗汗；而小儿汗多，若未能及时拭干，又易于着凉，造成呼吸道感染而发病。

临床表现 汗证的临床诊断要点包括以下几点。①小儿在安静状态下，正常环境中，全身或局部出汗过多，甚则大汗淋漓。②寐则汗出，醒时汗止者称"盗汗"；不分寤寐而

出汗者称"自汗"。③需要排除维生素 D 缺乏性佝偻病、结核感染、风湿热、传染病等引起的出汗。

治疗 汗证的家庭配合治疗可用以下外治方法。①五倍子粉适量，温水或醋调成糊状，每晚临睡前敷脐中，用橡皮膏固定。用于盗汗。②龙骨、牡蛎粉适量，每晚睡前外扑。用于自汗、盗汗，汗出不止者。

预防护理 汗证的预防调护应注意以下几点。①进行适当的户外活动和体育锻炼，增强小儿体质。②注意病后调理，避免直接吹风。③注意个人卫生，勤换衣被，保持皮肤清洁和干燥，拭汗用柔软干毛巾或纱布擦干，勿用湿冷毛巾，以免受凉。④汗出过多致津伤气耗者，应补充水分及容易消化而营养丰富的食物。勿食辛辣、煎炒、炙烤、肥甘厚味。⑤室内温度和湿度要调节适宜。

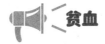

贫血

概述 贫血是小儿时期常见的一种症状，是指末梢血液中单位容积内红细胞数、血红蛋白量及血细胞比容低于正常，或其中一项明显低于正常。由于地理环境因素的影响，此三项正常值国内外均有差异。因为红细胞数、血红蛋白量二者与血细胞比容不一定平行，故临床多以红细胞数和血红蛋白量作为衡量有无贫血的标准。

临床表现 小儿贫血可见到以下表现。皮肤、黏膜逐渐苍白或苍黄，以口唇、口腔黏膜及甲床较为明显。易感疲乏无力，易烦躁哭闹或精神不振，不爱活动，食欲减退。年长儿可诉头晕、眼前发黑、耳鸣等。由于骨髓外造血反应，肝、脾、淋巴结常轻度肿大。年龄愈小，病程愈久，贫血愈重，则肝脾肿大愈明显，但肿大程度罕有超过中度者，淋巴结肿大程度较轻，质韧不硬。由于上皮损害，可出现反甲、口腔黏膜及肛门发炎、舌乳头萎缩等。消化系统症状常有食欲低下、异食癖，时有呕吐或腹泻。呼吸、脉率加快，心前区往往可听到收缩期杂音。贫血严重者可有心脏扩大，甚至并发心功能不全。

治疗　小儿贫血是常见的营养性疾病，多数都是缺铁性贫血。如果是轻度贫血（血红蛋白 100~115g/L），可以通过饮食改善，多吃含铁和维生素 C 的食物，如胡萝卜、蛋黄、肝泥，新鲜的蔬菜、水果等；如果贫血较重，血红蛋白在 100g/L 以下，就需要服用药物治疗。

预防　贫血的预防主要在于家长应该认识到贫血对儿童的危害性及做好预防的重要性。具体措施应包括对孕妇的卫生指导，小儿出生后的合理喂养，强调及时添加含铁较多的辅助食物，早防早治消化、营养紊乱及感染性疾病，对早产儿及双胎儿早期给予铁剂，对疾病恢复期患儿注意营养素的供给等。铁是身体必需的矿物质，对补血和保障儿童健康起着重要的作用。虽然儿童身体可以有效地吸收铁，但可能无法从日常饮食中获得足够的这种矿物质，所以需要通过其他来源进行补充。

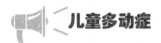

儿童多动症

概述　儿童多动症又称"注意缺陷多动障碍"，是一种发生在儿童时期和青少年期的较为常见的神经发育障碍。儿童多动症发病原因和发病机制目前尚未明确，目前研究认为本病的发生系多种因素相互作用的结果。本病的临床表现以注意力不集中、活动过度和冲动行为为特征，属于精神医学中的破坏性障碍范畴。目前尚无预防和治疗的有效手段，但通常不会危及生命健康，通过药物及心理治疗，有助于提高患者的自控能力及生活、学习能力等。

临床表现　临床表现多以患儿注意力不能集中或注意力集中时间短暂为主，多伴有好动恶静、情绪不稳、冲动任性等。如果发现儿童注意力不集中或注意力集中时间短暂、好动恶静、情绪不稳易冲动等，应及时就医。

治疗 本病难以彻底治愈，临床无特殊有效的治疗方法，多采用药物治疗、行为认知训练治疗等方法控制患儿症状，提高学习、生活及自控能力。若不及时治疗，虽然不会对生命健康带来太大影响，但是会严重影响患儿和家庭的生活质量。本病的治疗目标主要是改善注意力不集中、不安等症状；抑制患儿冲动、暴力行为的产生和持续；帮助患儿加强认知能力，尽可能防止患儿不良性格形成和不良行为产生。

预防 本病目前尚无明确的预防措施。如有家族史，或母亲孕期存在抽烟、嗜酒、吸毒、铅中毒、睡眠严重不足、精神状态不佳甚至抑郁或接触射线等不良因素，胎儿存在难产等因素者，应密切关注患儿的行为和情绪控制能力方面，如有异常，及时就诊。

平常患儿家属应密切观察患儿的注意力集中情况、行为异常情况、性格改变情况，以及患儿学习、生活能力，及时与老师沟通了解患儿平时在学校的表现等有无改善，此外也应在患儿病情有改变时及时到医院就诊或复查，以求控制病情发展、缓解病情或者临床治愈。日常生活中应避免言语刺激、无故体罚患儿，避免突然改变居住环境，避免夫妻经常在患儿面前吵架，避免经常使患儿独处等。多带患儿到室外活动，接触大自然，以助于控制病情。

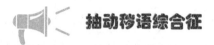

抽动秽语综合征

概述 抽动秽语综合征，是一种最为严重的抽动障碍，多起病于学龄期，发病高峰为5~8岁。其具体的发病机制尚未完全明确，可能与遗传、中枢神经系统病变、免疫等因素有关。

临床表现 本病首发症状一般为面部肌肉的简单运动，如抽动（如眨眼）或者发声抽动（如清嗓子），之后累及肩、颈、四肢、躯干等部位，发展为频繁且复杂的抽动，并兼具运动与发声抽动，表现为噘嘴、摇头、点头、耸鼻、踢腿、投掷、干咳、犬吠声、吼叫等。

治疗 本病的病程较长，临床主要通过心理、药物治疗方式进行干预，多数患儿的症状在少年后期可减轻，8%患儿可得到完全缓解，还有一部分患儿可能持续到成年甚至伴随终身，停止治疗后易复发。本病的治疗目标为缓解眨眼、噘嘴、摇头、清嗓子、干咳等抽动症状，使患儿回到正常的生活及学习轨道，防治强迫障碍、注意缺陷与多动障碍。

预防 有家族史者家长需多多关注患儿的行为和心理变化，若发现异常，应及时带其就医；免疫异常儿童应积极治疗感染性疾病，提高免疫力；围生期异常儿童家长要为患儿进行全面检查，并提供精细护理，发现问题需及时解决。

家庭护理 患儿在治疗过程中家长要注意谨遵医嘱进行用药，勿随意减药、停药、换药；避免去人员混杂的地方，外出时还需做好防护，如佩戴口罩；适当加强体育锻炼（如跑步），以提高机体的免疫力；保持乐观的心态，积极配合医护人员的工作；为患儿提供一个轻松舒适的家庭环境，尽量多鼓励患儿，避免大声呵斥患儿。

病毒性心肌炎

概述 小儿病毒性心肌炎是由多种病毒侵犯心脏，引起局灶性或弥漫性心肌间质炎性渗出和心肌纤维变性、坏死或溶解的疾病。有的可伴有心包或心内膜炎症改变，可导致心肌损伤、心功能障碍、心律失常和周身症状，可发生于任何年龄。近年来发病率有增多的趋势，是儿科常见的心脏疾病之一。小儿病毒性心肌炎若得到及时有效的综合治疗，绝大多数患儿预后良好。

临床表现 小儿病毒性心肌炎症状轻重不一，与发病年龄和感染的急、慢性过程有关，心肌受累时有乏力、活动受限、心悸、胸痛、腹痛等症状。重者可发生心力衰竭、严重心律失常、心源性休克，甚至猝死。重症患儿可合并心脑综合征、心力衰竭、心源性休克、弥散性血管内凝血。

治疗　小儿病毒性心肌炎尚无特殊治疗方法，应结合患儿病情采取有效的综合措施，如一般治疗的休息和保护心肌，药物治疗可用抗生素、激素等。以上治疗手段可使大部分患儿痊愈或好转，重症患儿需要长期维持治疗，至少半年内都应注意减少活动量。

预防护理　在家庭防护方面，家长可以为儿童在流感高发期前接种流感疫苗。积极锻炼身体，增强机体的抗病能力，预防呼吸道和消化道的病毒感染。注意避风保暖，保持居住环境安静、空气流通。保持心情愉快，避免精神刺激，有充足的睡眠。已经确诊的患儿应选择易消化，富含蛋白质、维生素的食物，饮食以清淡为主，避免辛辣刺激，少量多餐，以助于消化、吸收。让患儿卧床休息，至体温稳定后3~4周，心脏大小基本恢复正常时逐渐增加活动量。恢复期继续限制活动量，一般总休息时间不少于6个月。重症患儿心脏扩大者及有心力衰竭者，应延长卧床时间，待心力衰竭得以控制及心脏情况好转后，再逐渐开始活动。家长应学习病毒性心肌炎的相关知识，密切监测患儿心率、呼吸等生命体征。

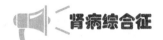
肾病综合征

概述 小儿肾病综合征是一组由多种原因引起的肾小球基膜通透性增加，导致血浆内大量蛋白质从尿中丢失的临床综合征。本病病因不明，主要表现为小便泡沫多、持续时间长、明显水肿等。5岁以下小儿，肾病综合征的病理类型多为微小病变型，而年长儿的病理类型以非微小病变型（包括系膜增生性肾炎、局灶节段性硬化等）居多。一般通过药物治疗可以缓解临床症状，本病治疗周期较长且易复发，要在医生指导下坚持治疗。

治疗 小儿肾病综合征主要通过药物进行治疗，症状可以得到缓解直至治愈。

预防护理 肾病综合征越早发现，越有利于治疗，因此，应定期对身体进行检查。喝水有利于排尿，有助于排出肾脏内的毒素，保护肾脏。还应注意通过运动来控制体重与血压，以减轻肾脏负担，但要注意不要运动过度，超过身体的承受能力。已经确诊的患儿平时注意监测水肿症状是否缓解，由于本病易复发，故而要定期复查。饮食方面要注意：水肿时予低盐饮食，食盐摄入量为 < 2g/ 天，量约 1/2 矿泉水瓶盖；无水肿时清淡饮食即可，忌食腌制品、罐头食品、话梅、咸菜、味精及食用碱等，但不可戒盐；宜低脂饮食，多吃鱼肉、禽肉；由于患儿大量的蛋白质从小便中排出，体内经常发生蛋白质不足现象，故应从饮食中给予补充，患儿的菜谱应含足量的蛋白质，如鱼、瘦肉、家禽、豆制品等；宜采用低胆固醇饮食，少吃动物脑、动物内脏、蚌肉、墨鱼、鱿鱼、蟹黄等；补充钙质，多吃海带、紫菜、坚果类食物。此外，患儿可适当休息，但一般无须严格限制活动，适当安排文娱活动，使患儿精神愉快。严重水肿、高血压、并发感染的患儿需卧床休息，保持适当的床上及床旁活动。病情缓解 3~6 个

月后可逐渐恢复学习，避免过劳。保持室内空气新鲜，天气变化时随时增减衣服，避免受凉，不去公共场所等人群密集的地方，预防呼吸道感染。保护皮肤黏膜，定时翻身拍背，防止皮肤擦伤或压伤。早晚及饭后用生理盐水漱口，预防口腔感染。

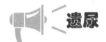 遗尿

概述 小儿遗尿俗称为"尿床"，一般是指 5 岁以上的儿童排除器质性病变等疾病后，出现不能自主控制排尿的现象，常发生于睡眠状态下，醒后却不自知。

临床表现 本病无其他特异症状，一般多表现为夜间不自主的尿湿被子、衣服等，每周至少出现 2~3 次。

治疗 小儿遗尿常用的治疗方案为药物治疗、一般治疗和中医治疗，通过积极、有效的治疗，大部分患儿可治愈，且预后良好。本病也可自愈，且自愈率很高。如果病情严重，且未进行及时而有效的治疗，病情可进一步恶化。部分患儿会因本病影响正常的生活，造成严重的心理疾病。

预防 本病的预防应注意培养儿童正确的如厕规律。避

免如厕时受到惊吓。父母应多与儿童进行沟通和交流。积极锻炼身体，提高免疫力。高危人群应尽早干预：有家族遗传史者应该进行相关的基因筛查，早发现，早治疗；有睡眠觉醒障碍的患儿，父母应为其进行行为干预措施（设定闹钟等）；膀胱发育异常的患儿，父母应定期为其进行泌尿系统检查；如厕训练不当的患儿，父母应系统地为其进行如厕训练，加强如厕意识；心理受创的患儿，父母应注意其心理行为，及时进行心理疏导，减少患儿的心理阴影。

家庭护理 家庭在配合治疗方面应做到密切注意患儿接受治疗后的症状变化，并进行记录，方便医生及时调整治疗方案；发现患儿尿床、遗尿频率未得到改善时需及时对症治疗。应遵医嘱定时定量服药，若在用药后出现不良反应（如口干、头痛、恶心、呕吐等），应及时告知医生。

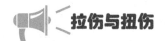# 拉伤与扭伤

概述 拉伤指的是肌肉被过度拉长，导致肌肉纤维的损伤。关节的扭伤则一般为一条或者多条连接关节骨头的韧带被过度拉长或拉断以后发生的病变。拉伤与扭伤主要出现在跌倒或者剧烈活动的时候，一般的轻微伤痛可以在家里进行治疗，如果情况很严重，就应该带患儿去医院接受治疗。

临床表现 如果患儿出现拉伤或者扭伤，一般首先会感觉到疼痛，年龄小一点儿的患儿还会哭闹不止。受伤的部位会出现肿胀，有压痛，移动患处时疼痛加剧，有时候还会出现肌肉痉挛等症状。如果患儿的伤在腿上，可能出现走路一瘸一拐。如果受伤部位皮下出血，则会出现青肿。

治疗 如果患儿出现拉伤或者扭伤，情况不是很严重，

应该让患儿立即停止正在进行的活动并躺下休息，将受伤的部位用棉花和绷带包扎固定起来，并抬高受伤的部位，48 小时内冷敷，48 小时后热敷。当伤处肿胀消退，不再有急性疼痛时，可以帮助患儿热敷以减轻疼痛，促进受伤部位的血液循环。在恢复期，要让患儿活动受伤部位，或进行按摩，这些都有助于伤痛的痊愈和功能的恢复。如果患儿受伤非常严重，疼痛剧烈，无法自己行走，应该立即就医。如果伤处本来症状较轻，但在家休养超过 24 小时仍没有好转的话，最好尽快带去医院。

家庭护理 饮食方面，要多给患儿吃易于消化、富含营养的食物，选择含钙量较高的食物。同时让患儿多吃新鲜蔬菜水果，少吃辛辣、刺激的食物。在医生的指导下，可帮助患儿坚持适度运动。

预防 平时要注意锻炼身体，让肌肉、韧带、肌腱足够强健和柔韧而不易受伤。患儿在进行剧烈活动时，要在保证安全的前提下进行，并先做一些热身运动，不要让患儿做危险的动作。

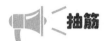 抽筋

概述 抽筋是指肌肉强直而疼痛的收缩（痉挛），通常发作突然而剧烈，多发生于小腿。抽筋常常只持续几分钟。除了疼痛外，肌肉还会感觉又硬又紧，抽筋部位能够看到隆起或扭曲的肌肉。抽筋常常由剧烈运动、反复活动或躺坐姿势不正确引发。部分跟运动相关的抽筋是由于出汗造成的盐分丢失而引起的，由于血液缺钠造成的反复性或长时间的抽筋比较少见。轻柔按摩或拉伸肌肉会缓解抽筋。

临床表现 抽筋的主要症状是局部疼痛、僵硬。

治疗 运动引起的抽筋，治疗以休息为主；低钙血症引起的抽筋应该适时补钙；癫痫导致的抽筋，应该使用药物控制癫痫发作；高热导致的抽筋，需要使用药物控制体温。

家庭护理　发生抽筋时，家长可以教患儿伸展小腿肌肉，重复练习直到疼痛减轻。如果还存在疼痛，可用毛巾包裹热水瓶放置在患处；或让患儿泡热水澡或淋浴。

预防　抽筋可能会引起惊恐，家长应该告诉患儿抽筋是普通的暂时现象，打消患儿的顾虑。让患儿运动时多喝水，尤其是在炎热的夏季。平时在锻炼前应做充分的准备活动。对于其他疾病引起的抽筋，应该积极治疗原发病。

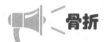 **骨折**

概述 儿童骨折损伤与成人是有区别的，儿童的骨骼在不断生长发育，其生理功能和生物力学性能都在不断变化，儿童骨头因骨质多孔、骨膜肥大等，骨折时较不易完全断裂移位。绝大部分的儿童骨折都不需要手术，但发生于关节附近，特别是伤及生长板时，常需手术复位。

儿童的骨骼与成人不同，儿童的骨骼一方面会在畸形愈合后自行纠正，有时却会使没有畸形的骨折在愈合后出现畸形和肢体的长短不等，有些患儿就是因为手术时损伤了生长结构而出现了畸形。其实大多数小儿骨折都可以复位，有时骨折复位不好会遗留有错位，小儿会凭借自身强大的塑形能力，将畸形自行纠正（当然，需要在一定的范围内）。但骨髋骨折、关节内骨折等，如果延误了诊断和治疗，会引起畸形愈合和造成残疾。

家庭护理　对于骨折儿童的饮食，应保证高蛋白质、少脂肪、维生素充足、钙质丰富。每天的蛋白质摄入量应较健康儿童有所增加，尤其是伤情较重、出血量比较多、身体较为虚弱的儿童更要充足些。饭菜的品种也要多样化，注意色、香、味、形的搭配，以增进患儿的食欲，以利于早日康复。多吃含有丰富的钙和磷的食物，如虾皮、白米虾、银鱼、蛤蜊、牛奶及奶制品、鸡蛋、芝麻酱、豆类及豆制品、海带、发菜等。维生素 D 能增加钙的吸收和利用，它与维生素 C 一起促进胶原纤维形成，有利于纤维骨痂的连接。脂肪酸可以与钙结合而影响钙的吸收和利用，故饮食中脂肪量宜少而不宜多。在严重的骨折，例如多发性骨折、开放性骨折、股骨颈骨折等早期，应该限制脂肪摄入量，以防止发生脂肪栓子而引起栓塞。

预防　①坚持做些功能性体育活动，如每日坚持慢走等。

这样可防止骨质疏松，降低骨折概率。②多吃一些含钙丰富的食物，必要时可以补充药物钙剂。③居室设计要合理，地面不要太滑，桌凳不要乱摆，常用的东西放置高度要适度。④在日常生活中注意安全，防止外伤和意外事故发生。⑤消除引起骨折的非骨骼因素，日常活动注意安全，避免摔倒，衣着大方宽松，行动方便。

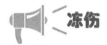

概述 冻伤是指低温侵袭人体后发生的局部性或全身性损伤，常发生在暴露部位和四肢远端，如手、足、耳郭等。一般多见的是轻度冻伤，重度冻伤只有在意外或战争的情况下才会发生。寒冷、风速、潮湿是造成冻伤的主要因素，而饥饿、疲劳、出汗及鞋袜过紧也是诱发冻伤的原因。

临床表现 局部冻伤可根据伤情轻重分为四度。Ⅰ度冻伤：指浅层皮肤冻伤。伤处皮肤红肿、刺痒、疼痛，往往1周内愈合。表皮逐渐脱落，不留疤痕。Ⅱ度冻伤：指全层皮肤冻伤。皮肤出现红肿，并有水疱形成，刺痒、疼痛较剧烈。水疱逐渐变为黑色痂皮，慢慢脱落。如不合并感染，2~3周愈合，留有轻度疤痕，有时可形成慢性溃疡。Ⅲ度冻伤：指全层皮肤、皮下组织冻伤。皮肤呈蓝色或黑色，感觉丧失。冻伤周围出现高度水肿和水疱，疼痛剧烈，创面易发生感染，经久不愈，留有明显疤痕。Ⅳ度冻伤：指皮肤、皮下、肌肉，甚至骨骼都有冻伤。皮肤呈灰白或黑色，表现为坏疽病变。伤处各种感觉、运动功能全部丧失，冻伤周围可有水肿、水疱，易合并感染，可导致败血症，往往留有伤残。

全身冻伤又称"冻僵"，临床少见。由于严寒侵袭，全身迅速降温，患儿感觉全身麻木、无力，反应迟钝，头晕，甚至神志不清，呼吸、循环衰竭，甚至可导致死亡。以上情况的出现，是由于重要器官和神经系统损害及代谢障碍所致。

治疗 Ⅲ、Ⅳ度的严重冻伤，或冻伤合并感染或组织坏死时，或全身冻伤，应尽快送医院治疗。Ⅰ、Ⅱ度冻伤应尽快脱离寒冷环境。一般在24~26℃的室温条件下治疗为宜。迅速将受冻部位浸泡在40~42℃温水中进行快速复温，使受冻部位恢复到接近正常皮肤的温度，皮肤颜色呈现深红色或紫色为止，需40分钟左右。耳郭或面部的冻伤可用温水浸湿毛巾进行局部热敷。在没有温水的情况下，可将冻肢置于别人的胸部、腹部及腋下等温暖部位使体温复温。如果复温时疼痛剧烈，可给予镇痛剂。

家庭护理　对付冻伤还可以用以下的办法。每晚睡觉前，用热水浸泡患处几分钟，然后取 2~3 粒鱼肝油，挤出液体涂抹在冻伤破裂处。或将醋与甘油以 5∶1 的比例调匀后，每天涂患处两次，不仅可以治愈冻疮，还会使皮肤变得细腻光滑。

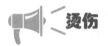 烫伤

概述 小儿烫伤是一种由多种原因导致的皮肤组织损害,原因有高温烫伤和低温烫伤两种。高温烫伤包括高温液体(沸水、热油、铁水等热液体)、高温固体(炒菜锅、发动机、烧红金属)、蒸汽等;低温烫伤包括皮肤接触70℃的温度持续1分钟,或持续接触60℃的温度5分钟以上两种情况。

本病预后复杂,烫伤面积小、程度轻者可痊愈,但留疤;小儿烫伤面积超过全身面积50%就会危及生命。

临床表现 临床表现为患儿皮肤发红、疼痛、起水疱,甚至脱皮、皮肤碳化焦黑、创面溃烂,有液体渗出。烫伤部位和周围正常皮肤组织界限清晰、红白相间。

治疗 轻度小面积烫伤只需使用外用药物治疗即可，常用碘伏，碘伏具有消炎杀菌的作用，对于一般的轻度烫伤有良好的消毒效果。严重的烫伤应及时就医。

家庭护理 患儿的日常生活管理重在做好局部皮肤的护理，避免摩擦，防止破溃感染。同时做好病情监测，如果皮损突然变大、增长速度过快，需要及时复诊。对于手脚、关节处的烫伤，应注意尽早对患儿做功能康复训练，以帮助功能恢复。一旦烫伤后出现瘢痕组织形成，可穿弹性比较大的衣物压迫患处，以减轻瘢痕增生。遵医嘱用药和复诊，积极配合治疗。

预防 对烫伤的预防应做到以下几点。①加强卫生宣传，教育小儿远离生活中的危险因素。②加强防范，如熨完衣服后及时收好熨斗，将热水瓶放在离儿童比较远的地方，给儿童洗澡时测好温度。③要定期组织儿童进行急救知识培训，并检查落实情况。时常提醒儿童自我防烫伤。如看见儿童想用手去摸暖气片、热饭碗、火炉等，家长可以赶紧先将自己手指触一下这些东西，然后急忙缩回，一边装着很烫的样子，一边喊"烫""疼"，孩子看后，就不敢动手去摸了。

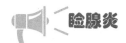 **睑腺炎**

概述 睑腺炎俗称"麦粒肿""针眼"，是睫毛毛囊附近的皮脂腺或睑板腺的急性化脓性炎症，是儿童常见的眼病。健康人眼睑有防御外界病菌侵袭的能力，小儿无知，又常哭闹，经常用脏手揉眼，细菌就会乘虚而入。引起睑腺炎的细菌多为金黄色葡萄球菌，所以睑腺炎多为化脓性炎症。小儿患全身性疾病时抵抗力下降，也容易引起睑腺炎。睑腺炎可分为内睑腺炎和外睑腺炎两种。外睑腺炎是睫毛根部的皮脂腺或毛囊发炎。患有屈光不正、营养不良、睑缘炎（烂眼边）等疾病的儿童容易反复发生睑腺炎。一般7~10天可痊愈。

睑腺炎不是严重病，如果挤压脓肿，炎症易扩散，病情加重引起眼眶蜂窝织炎或海绵窦炎，可危及生命。

临床表现 外睑腺炎是睫毛根部的皮脂腺或毛囊的急性炎症，表现为眼睑局部性红肿，有小硬结，自觉疼痛及触痛。数日后，毛囊根部出现脓头，切开排脓或自行破溃出脓，症状很快消失痊愈。内睑腺炎是睑板腺的急性炎症，其症状与外睑腺炎相同，但因炎症在较坚实的睑板组织内，所以疼痛较剧烈，炎症持续时间也长，严重时整个眼睑红肿，患侧耳前淋巴结肿大，并有压痛。几天后，在眼皮里面长出脓头，排脓后即痊愈，症状也会随之消失。

治疗

（1）可用毛巾热敷，不让患儿用手摸或揉患处。每日3~4次，每次10~15分钟，可促进炎症消退。

（2）找到接近脓肿头的睫毛，用镊子拔下来，脓汁就能排出，促进脓肿消退。用生理盐水轻轻洗去脓液。破溃处涂上消炎的眼膏。

（3）可选用氯霉素眼药水、红霉素眼药膏等滴眼或涂眼。

伴有发热、头痛、全身不适等症状时，可口服消炎药，以控制炎症，防止扩散。家庭治疗四五天不见好转，眼部肿胀加重则应该去医院就医。脓肿成熟时，若不自行穿破，也可请医生切开排脓，能减轻疼痛并缩短病程。

（4）切勿挤压患处，以免感染向颅内扩散，引起眼眶蜂窝织炎、海绵窦栓塞及败血症等严重并发症。

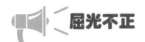

屈光不正

概述 屈光不正包括近视、远视和散光，是由于眼轴长度，眼球各屈光成分的形态或屈光指数不正常，使外界光线进入眼球后不能被正常聚焦到视网膜上形成清晰的图像所致。屈光不正一般需要用镜片矫正，包括框架镜和角膜接触镜，部分患者也可用激光手术治疗。

因屈光不正引起的眼病，应在儿童期矫正，不然会影响学习及将来生活。在诊断清楚的情况下，早期治疗。

临床表现

1.近视眼表现

（1）视力减退：主要为远视力显著下降，其下降程度与近视程度成正比，而近视力常不受影响。

（2）视力疲劳：多见于低度近视，由于调节和辐辏不一致，即近视所需之调节远较辐辏为少，从而引起近视力疲劳。高度近视由于注视目标离眼过近，辐辏作用无能为力，故多采用单眼注视，反而不会引起视力疲劳。

（3）眼外部变化：由于近视眼视近物时常不需要调节，辐辏功能则相应减弱，因而较易形成外隐斜或外斜视。高度近视眼常表现出眼球稍微突出，同时前房加深，瞳孔较大，患者常缩小睑裂（眯缝眼）而视物。

（4）眼底变化：由于眼轴的过度伸长，可起眼底退行性改变。

2. 远视眼表现

视力下降：因年龄及远视程度而异，儿童较少发病。

3. 散光眼表现

主要是视力疲劳和视力下降。视力疲劳的轻重因个人情形而异，与散光的程度不成比例。轻度散光，由于某一经线视物模糊，常可刺激调节作用的发生，因之易产生视力疲劳。

高度散光患儿，无论远近距离的目标，物像均十分模糊，所以往往不会引起调节作用，反而不发生视力疲劳的症状。散光患儿为了提高视力亦常常眯起眼睛注视。

注意事项

（1）如发现儿童有屈光不正，及时验光配镜。

（2）教育儿童重视眼的卫生，避免眼睛过度疲劳，注意适当照明和正确的阅读姿势等。

（3）定期进行视力检查，发现远视力下降，应及时找出原因。如为假性近视，则需立即采取措施，防止其发展为真性近视。

（4）积极进行预防近视及保护儿童视力的宣传教育，提倡做眼保健操。

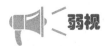 **弱视**

概述 弱视指眼的矫正视力低于0.8，而又找不到具体的器质性病变者，即眼的功能较差。小儿弱视往往并不单独存在，一般有屈光不正和斜视的并发，屈光不正即远视、近视、散光。大多数的小儿弱视并发症为斜视和远视、散光。不过，这类患儿斜视和屈光不正的程度通过镜片或手术最佳矫正后，视力仍然无多大提高。所以，弱视出现的原因就不是屈光的问题，而是功能的问题。弱视患儿无完善的立体视觉，严重影响生活和学习，而视觉的疗效与年龄有密切关系，年龄越小，疗效越好。4岁以前治疗效果好。治疗越晚，预后越差，成年后则治愈基本无望。一旦发现儿童视力有问题，要及早就诊。

临床表现

（1）眼部无明显器质性病变。

（2）矫正后视力低于0.8。

家庭护理

（1）观察儿童看东西时眼睛的表现。

（2）定期带儿童检查视力，每年一次，发现异常及时配眼镜。

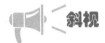 **斜视**

概述　由于大脑的控制，两个眼球协同运动，同时向上、向下、向左或向右转动，把目光集中一点，即能够看清东西。如果两只眼睛不能同时看一个目标，一只眼偏离目标称为"斜视"。斜视有共同性斜视和麻痹性斜视。

病因　共同性斜视的病因不清楚，说法不一；麻痹性斜视系一条或数条眼外肌完全或不完全麻痹引起的斜视。

临床表现　共同性斜视是由于两眼眼外肌均等的不平衡所造成的眼位偏斜状态。其障碍主要发生在视觉系统及神经中枢部分，而眼肌本身及其支配神经基本正常。临床特点是：眼球向各方转动或用任何一眼注视时，其偏斜程度（斜视角）相等。多发生于 5~6 岁以前的儿童，与双眼视觉在形成过程中发生障碍有关。

麻痹性斜视临床特点是：眼球向受累肌行使作用的对侧偏斜，健眼注视时，患眼的偏斜度（第一斜视角）与用患眼注视时健眼的偏斜度（第二斜视角）不相等，眼球向受累肌行使作用的方向转动时，偏斜更为显著。本病可发生于双眼视觉充分建立后的任何年龄，常突然发病。麻痹性斜视的病因甚为复杂，临床上常见于周围神经炎、外伤、脑血管疾病、眶内肿瘤、重症肌无力、脑炎、脑膜炎、白喉、破伤风、一氧化碳中毒等。

本病应及早发现，及早治疗。若不早期治疗可以发展成弱视或失明。

注意事项 ①及早发现斜视，及早就医。②配合医生治疗，做好家庭护理。③如需手术治疗，配合医生对儿童进行正视位训练。

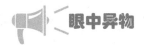

概述 眼异物指眼睑异物、泪器异物、结膜异物、角膜异物、眼球内异物。此处指的是表浅的小异物。细小异物如灰尘、沙粒等进入眼中时，眼被异物磨得很痛，患儿不敢睁眼，不停地流泪。异物如果在上下眼睑上或在白眼球表面，没有刺入，可试着轻轻地将它擦去，如果在黑眼球上，或者异物刺入白眼球就不要动了，要去医院处理，以免损伤角膜。

临床表现 眼内异物感，眼睛磨得痛，不敢睁眼，流眼泪，翻开眼皮可以看到眼睑或眼球上有异物。

治疗 ①不让患儿乱揉眼睛，避免损伤眼睛或使异物嵌入。②翻开眼皮，如果有表浅的小异物，用棉签或干净手绢轻轻将异物擦出。③如异物不好取出，尽管是表浅异物，也要去医院治疗。

其他 灰尘入眼后切勿闭目，更不能用手乱揉。应用两指揪拉已进灰尘眼睛的眼皮上部，再睁开，即能达到排出效果。微沙入眼，切勿揉搓，只要用力咳嗽几下，微沙会自然挤出。沙粒、小虫等进入眼中，切勿重揉，须闭上眼睛使泪流出，异物即顺泪而出。若是不奏效，可洗净手指，翻开上眼皮，眼向下看，将露出的异物用消毒棉花轻拭擦出。如异物钻进了眼中，可用柚子核化灰放到舌头上，异物便能自行排出。当石灰入眼后，可将眼皮翻开，用白糖水滴入眼内，能免被石灰烧伤。

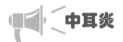

中耳炎

概述　中耳的炎症叫作中耳炎，是引起儿童耳痛的常见原因之一。中耳炎常发生于 8 岁以下儿童。通常，中耳炎是上呼吸道感染的并发症之一。当细菌或病毒性感染蔓延至耳咽管时，位于中耳内的组织就会发炎，产生液体，有时为脓液。这些分泌物不能被引流，因为耳咽管由于炎症或腺样体肿大而堵塞了。当分泌物不断积聚压迫鼓膜就会引起疼痛，有时会造成鼓膜穿孔。

随着年龄的增长，耳咽管的宽度增加，液体流出变得容易得多，因此中耳炎的发病概率会减少很多。七八岁以后基本就不会再发生中耳炎了。

临床表现　中耳炎可造成听力下降甚至耳聋。中耳炎如治疗不及时常可造成乳突炎、骨膜下脓肿、脑膜炎等。

中耳炎的主要症状是耳痛。但是，年龄小的幼儿因为不能确定疼痛的位置（尤其是两只耳朵都发炎时），最早出现的症状可能只有发热和呕吐。所有年龄段的儿童，中耳炎都可能引起下列症状：夜间惊醒、哭闹，烦躁易怒，抓挠一侧耳朵，部分耳聋，耳有流出物，能够缓解疼痛（这是鼓膜穿孔的信号）。

治疗 如果儿童反复发作中耳炎或最后一次感染后听力问题不能够解决，医生都会安排儿童做听力测试。如果儿童的听力减弱，可能是胶耳。如果儿童在 3 个月内发生 3 次中耳炎，医生会采用小剂量长疗程的抗生素治疗。

等待就诊时应该用对乙酰氨基酚缓解疼痛，或把儿童的耳朵放在用毛巾包着的盛有热水的玻璃瓶上止痛。把患病一侧的耳朵向下，使分泌物能够流出来。但是，如果是婴儿，不要试图用热水瓶缓解疼痛，而要用热的软毛巾轻轻放在耳朵上。

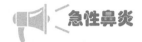

急性鼻炎

概述 急性鼻炎是由病毒感染引起的鼻黏膜急性炎症性疾病，俗称"伤风"或"感冒"，是一种传染性疾病，有时为全身疾病的一种局部表现，四季均可发病，但冬季更多见。

由于感染的直接蔓延，或不恰当的处理（如咽鼓管吹张、用力擤鼻等），感染向邻近器官扩散，产生各种并发症：①经鼻窦开口向鼻窦蔓延，引起急性化脓性鼻窦炎，其中上颌窦炎及筛窦炎多见。②经咽鼓管并发急性中耳炎。③感染向下扩散，并发急性咽炎、喉炎、气管炎及支气管炎，儿童及老人抵抗力低下，可并发肺炎。

注意事项 本病首先应预防与患儿接触传染，高热时预防高热惊厥。除易继发鼻窦炎外无严重后果。无高热和其他并发症者可不必就医。

临床表现 本病潜伏期1~3天。起病时鼻内有灼热感及痒感，打喷嚏，随即出现鼻塞并逐渐加重，鼻涕增多，伴嗅觉减退及闭塞性鼻音。全身症状轻重不一，大多有全身不适、倦怠、低热、头痛等。儿童全身症状较成人重，多有发热，甚至高热、惊厥。常出现消化道症状，如呕吐、腹泻等。合并腺样体肥大时，鼻塞甚重，妨碍吮奶。

治疗 ①应适当休息，多饮水，热水泡脚或热水浴。清淡饮食，通便利尿。病较重者宜卧床休息，早期发汗疗法有效，可服生姜、红糖水、酸辣汤等，服后盖被发汗。②对症治疗：咳嗽用祛痰剂，大便秘结用缓泻剂。

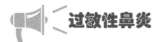

过敏性鼻炎

概述　过敏性鼻炎与过敏性哮喘同为儿童最常见的过敏性疾病。鼻过敏的儿童患上呼吸道感染的机会较多且症状持续久，而鼻过敏的症状与上呼吸道感染不易区分，也常被忽略。鼻过敏的发生率约为20%，也就是说每5名儿童中有1名是鼻过敏患者，其中50%有家族史，发作年龄可从1岁开始，5~10岁发作人数逐渐增加，10~12岁达高峰，成年后发病逐渐减少，有的患儿可不治而愈。

病因　目前认为是因环境中的特定物质（过敏原）与鼻黏膜内的肥大细胞作用，释放出许多发炎或致敏的物质（如组胺）而产生的变态反应。其致病原因并非是细菌或病毒感染，大部分是因人体免疫系统的不平衡所致，但可合并细菌或病毒感染而加重病情。过敏原主要为尘螨，且尘螨不会因四季冷热有明显改变，故多数过敏患者属全年型过敏。

临床表现 儿童患有过敏性鼻炎最明显的症状是打喷嚏、流鼻涕、鼻痒和鼻塞。特别是早晨和晚上打喷嚏最严重，而且一打喷嚏就是连续好几个，轻易停不下来，随后就清水鼻涕流不停；随体位变动而改变的鼻塞，如左侧卧则左鼻塞而右鼻通，右侧卧则右鼻塞而左鼻通，鼻塞严重时会出现张口呼吸。鼻痒是过敏性鼻炎的特征性表现，儿童喜欢揉搓鼻子也是特征之一，由于使劲搓鼻而引起的鼻出血并不少见。

儿童过敏性鼻炎多合并有支气管哮喘、特异性皮炎和过敏性结膜炎，亦常引起腹泻、腹痛和易疲劳等症状。还可以伴有头晕、头痛、闻不到气味、听不清声音，以及眼睛或外耳道发痒、流泪等症状。合并眼部症状包括眼痒，多见于动物变应原和季节性花粉所致者，患儿常有变态反应家族史。鼻腔内部检查显示鼻甲水肿，常呈苍白或紫色，上盖有一薄层水样黏液。严重病例者，其肿胀的鼻甲可完全堵塞鼻通道。

家庭护理 儿童过敏性鼻炎的根本保健措施是了解引起过敏性疾病的过敏原并尽量避免它。一般来说，过敏性鼻炎的患儿不必盲目忌口，但在发病期间，应适当忌食虾、蟹等海鲜。发病时可多喝白开水和果汁，使鼻分泌物软化，减少呼吸道分泌物的堵塞。如流黄浊鼻涕则饮食清淡为宜，勿食辛热煎炒的食物。如果流清涕，面色苍白，则多体虚，饮食勿过苦寒、生冷，饮食疗法可适当温补，以增强体质，利于病情好转。

预防 过敏性鼻炎的儿童应多参加体育活动，如海水浴、日光浴、跳绳、体操等。精神、物理、化学刺激是过敏性鼻炎的发病诱因，适度运动可改善自主神经功能紊乱，并可提高鼻黏膜组胺阈值……坚持锻炼，能增强机体抵抗力，提高人体对不良条件的适应能力，避免过敏性鼻炎的发生。需要注意的是，运动场所若含有较多污染物质，可能会起到适得其反的效果，所以运动场所的选择要谨慎。

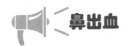 **鼻出血**

概述 鼻出血称"鼻衄",是临床常见的急症之一,也是许多疾病可能出现的症状。本病预后与出血原因和出血量相关。局部原因引起的鼻衄一般预后较好。

病因

①外伤:凡鼻外伤、颅底骨折、鼻腔异物或手术等,均可损伤血管而发生鼻衄。此外,剧烈咳嗽,用力擤鼻也可引起出血。

②炎症:鼻前庭和鼻中隔前部炎症或干燥,急、慢性鼻炎,萎缩性鼻炎,鼻部特殊性感染等。

③鼻中隔偏曲。

④肿瘤:鼻腔血管瘤,鼻腔及鼻窦恶性肿瘤,鼻筛部纤

维血管瘤，鼻咽癌等。

⑤全身原因：凡可引起动脉、静脉压力增高，出血、凝血机制障碍或血管张力改变的全身疾病，均可引起鼻出血，如血液病、循环系统疾病、风湿病、急性传染病、营养障碍或维生素缺乏，以及内分泌的影响及药物中毒等。

临床表现　轻者涕中带血，重者出血过多可引起贫血、休克，甚至死亡。出血可发生于鼻腔的任何部位，但以鼻中隔前下方易出血区为多见。

治疗　首先应止血，清洗面部血迹，解除患儿恐惧心理，嘱患儿将口中的血液尽量吐出，切勿咽下，以免刺激胃黏膜而引起恶心、呕吐。根据病情采取坐位或平卧低头位（疑有休克者），并予以初步简便止血。但若出血15分钟仍不止，患儿有头晕、目眩、面色苍白等应去医院检查、治疗。

其他　简便止血法：①额部、颈部或枕部冷敷，促使血管收缩，减少出血。②手指捏两侧鼻翼10~15分钟，即压迫鼻中隔前部，常能起到止血的作用。

注意事项 ①教育儿童不要挖鼻子，不要往鼻中塞东西。②预防意外伤害引起鼻出血。③止血后不要让儿童擤鼻涕或扯出填塞纱条。④做好家中生活和医疗护理。

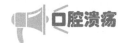口腔溃疡

概述 口腔溃疡是口腔黏膜的一种基本病变，有许多种疾病都可以表现为口腔溃疡。口腔溃疡可以表现为浅表性溃疡和深层溃疡，各自包括许多不同的疾病，一般俗称的"口疮"多为浅表性溃疡。

复发性口腔溃疡又称为"复发性口疮"，指反复发作的疼痛而病因不明的溃疡，在口腔黏膜病中，复发性口疮是发病率最高的。它常常在20~45岁的人群中发生，而50岁以上则很少发生。在复发性口疮患者中，女性多于男性。复发

性口疮至今在免疫学发病机理上还没有公认的理论。

临床表现　典型表现为初起时为很细小的红点，伴有灼热不适感，然后逐渐扩大为直径 2~3mm 或更大的浅溃疡。溃疡微微有些凹陷，表面有一层淡黄色的假膜覆盖，溃疡周围的黏膜由于充血而呈红晕状，灼痛明显。当接触有刺激的食物时，疼痛更加剧烈。这些症状可以用"红、黄、凹、痛"四个字来概括。复发性口疮的发作有自限性和周期性，一般的复发性口疮不经特殊治疗，7~10 天可逐渐愈合，间歇期长短不等，几天到数月，此起彼伏，反复发作。

治疗　复发性口疮的治疗包括局部治疗和全身治疗。口腔内局部治疗的主要目的是防止继发感染，减轻疼痛，以及促进愈合，缩短疗程。因此应当使用消炎、防腐、止痛的药物。复发性口疮的全身治疗是适用于复发频繁、间歇期短、症状比较突出的各型口疮，主要目的是防止复发。

预防　①加强体育锻炼，提高机体对疾病的抵抗力。②多进食新鲜蔬菜和水果等富含维生素的食物。③注意生活起居规律，避免过度劳累和紧张，保持心情舒畅。④保持口腔卫生，及时去除大块牙石，拔除残根、残冠，去除不良修复体，调磨边缘锐利的牙齿。⑤加强宣传，早期发现，早期治疗。

急性化脓性扁桃体炎

概述 急性扁桃体炎是腭扁桃体的急性细菌炎症。往往伴有一定程度的咽黏膜及其他咽淋巴组织的炎症，是一种常见的咽部疾病，为儿童常见病。

急性化脓性扁桃体炎为细菌感染，症状表现较重。局部较常见的并发症为扁桃体周围炎或扁桃体周围脓肿。其本身并不是十分严重的疾病，但它能引起高热惊厥、中耳炎、肾炎等并发症，故应引起重视，有急性化脓性扁桃体炎表现者应该尽早就诊。高热时防止热惊厥，应及时给予物理降温或药物降温。

临床表现 突然发病，畏寒发热，体温可达 38~40℃，体温过高者可抽搐，尤以夜间体温更高。可有全身不适，如头痛、腰背及四肢酸痛、食欲不振、便秘。婴幼儿可有呕吐、腹泻、腹痛，这是由肠系膜淋巴结同时发炎所致。咽痛初为一侧，继为双侧，吞咽或咳嗽时加重，可引起同侧反射性耳痛。炎症波及咽鼓管，则感耳闷、耳鸣。扁桃体极度肿大时可致咽梗阻及呼吸困难、喘鸣等。颌下淋巴结肿大、疼痛。检查时可见扁桃体肿大充血，表面覆盖白色或黄色点状渗出物，渗出物有时连成膜状，容易擦去。

家庭护理 ①做好口腔炎症护理。②做好日常生活照顾，按时用药。

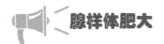 **腺样体肥大**

概述　腺样体是咽部淋巴组织的一部分,位于鼻咽顶部。腺样体也叫咽扁桃体或增殖体,在正常情况下,儿童2~10岁时为腺样体肥大期,6岁时增生最明显,10岁以后开始萎缩,到13岁时腺样体就基本消失了。由于反复的上呼吸道感染,腺样体因炎症反复刺激发生病理性增生而形成腺样体肥大。

本病多见于儿童,常与慢性扁桃体炎同时存在。肥大的腺样体对儿童的健康十分有害,它可压迫咽鼓管口,发生分泌性中耳炎而导致耳聋及耳鸣;它可堵塞后鼻孔造成引流不畅,导致鼻炎及鼻窦炎;它的分泌物向下流可引起气管炎、支气管炎。腺样体肥大时间久了还可引起面容的改变,影响身体的发育，继发智力低下等，应及早诊断，及时治疗。

临床表现　有分泌性中耳炎、耳鸣及耳聋。可有鼻塞、流涕、说话鼻音重、睡眠打鼾，或伴听力减退。常有气管炎、支气管炎发作。可出现"腺样体面容"。腺样体肥大时，后鼻镜检查或纤维鼻咽镜检查可见腺样体呈橘状增大。亦可用手指触诊，于鼻咽部触及柔软肿物。检查不配合的患儿，做 X 线鼻咽侧位片，可见肥大的腺样体阴影。

有上述症状，疑似腺样体肥大时，应去医院做专科检查，以便明确诊断，及时治疗。以免长期张口呼吸，影响面部发育和全身健康。

治疗　腺样体肥大病情较轻时，可鼻内滴血管收缩剂以减轻症状。如鼻咽侧位片示腺样体肥大较著，致鼻咽部通气道狭窄，应用滴鼻剂无效，睡眠时鼾声仍响者，可考虑手术治疗，手术多需在全身麻醉下进行。

预防　①春秋季节注意防止受凉。②坚持锻炼身体，增强体质，提高抗病能力。③忌烟酒及刺激性强的饮食。④注意经常刷牙及漱口，保持口腔卫生。

婴幼儿湿疹

概述 婴幼儿湿疹是一种变态反应性皮肤病，就是平常说的过敏性中心病。湿疹与遗传有一定的关系，父母有湿疹或皮肤容易过敏的，孩子就容易长湿疹。当然，食物如牛奶等异性蛋白也是一种过敏原，其他的过敏原还有很多。

临床表现 婴儿湿疹多见于 2~3 个月的婴儿，主要分布在面部、额部眉毛、两颊、头皮及耳郭周围。有时也可蔓延到全身，特别是腋下及大腿根部、肛门周围或外阴部等皮肤皱褶处。湿疹初起时是红色的斑疹或丘疹，看上去像一堆堆小红疙瘩，接着有渗液，最后结痂脱屑，反复发生，经久不愈，并有严重的瘙痒。

根据表现不同可分三型：①渗出型，又称"湿型"，以渗出为主，发生糜烂。②干型，以糠皮样脱屑为主。③脂溢型，渗出液似油样，痒感不明显。

家庭护理 湿疹的护理很重要，首先应从饮食中去除过敏食物。牛奶喂养的幼儿，可在煮奶时多煮一段时间，促使牛奶蛋白变性，也可在牛奶中加入米汤、代乳粉、糕干粉，增加碳水化合物，减少异性蛋白。4个月以后可以加辅食，争取早日以普通饮食代替牛奶，不少湿疹严重的儿童，断奶后明显好转和治愈。湿疹一定要避免刺激，患处不能用肥皂洗，可用棉花蘸花生油或液状石蜡擦洗。为防止儿童搔抓患处发生继发感染，可给患儿制作小手套戴在手上，但要避免造成指头血液循环障碍。

在护理湿疹患儿过程中家长应学会给患儿湿敷，湿敷的作用是用药水的蒸发作用使患处冷却、血管收缩，达到止痒消炎的目的，在揭去敷料时还可带走渗出物、皮屑及干痂，减少感染机会。

过敏性紫癜

概述　过敏性紫癜是小儿常见病，发病年龄多在3岁以上，学龄儿童较常见。男孩发病率为女孩的两倍，多数小儿在发病前1~3周有上呼吸道感染史。皮疹是主要表现，小儿可在臀部及四肢（尤其是双下肢）出现对称的红色皮疹，初期可以是斑丘疹，有时有痒感，以后颜色加深成为各种形态的红斑，可融合成片，有的可有水疱产生。患儿还可兼有不同程度的消化道症状，如反复发作的腹绞痛、呕吐、大便带血，甚至出现肠套叠而须行气灌肠或手术治疗。个别小儿因腹痛出现在皮疹之前，有时易被认为是外科急腹症而做了开腹手术。此外，部分小儿可见到关节疼痛，不能活动，甚则关节腔积液。肾脏损害是过敏性紫癜的主要并发症，可见到血尿、蛋白尿，重症病例可有肾功能减退。一般无严重后果，引起肾病综合征或内脏出血者病情严重，治疗效果不好。

临床表现 本病的诊断主要依靠临床表现，皮疹典型者诊断不困难，如果皮肤表现非紫癜，或是在皮疹出现之前有其他系统症状者，容易误诊。紫癜多出于四肢和臀部，对称分布，以伸侧为多，常成批反复出现，高于皮面，按之不褪色。可伴有瘙痒、荨麻疹等其他皮肤过敏的表现。另外还有关节型紫癜，以关节疼痛、肿胀为主，不留后遗症，胃肠型紫癜以腹痛（发作性绞痛）为主，可伴恶心、呕吐、便血。有些患儿在紫癜出现后出现肾炎症状，可出现血尿、蛋白尿、水肿，少数可发展为慢性肾炎。

2/3 的过敏性紫癜患儿有腹痛等消化道症状。约 1/3 的患儿出现肾脏损害。常常是在病程中出现肉眼血尿或尿常规检查发现镜下血尿，也有患儿在皮疹消退后才出现肾脏改变。

治疗 患儿身上有紫癜或有腹痛、便血、尿色改变时应尽快去医院检查。防止出现过敏性紫癜，首先要积极寻找引起致病的过敏因素，避免再接触，针对病因予以去除。首先尽可能寻找过敏原，去除致病因素。有上呼吸道感染时，应尽快清除感染病灶，有蛔虫的患儿，应进行驱虫治疗，停用可能引起过敏的药物。并宜清淡饮食，不吃鱼、虾等可能引起过敏的食物，对怀疑引起发病的食物应避免再食用。口服维生素 C，酌情选用抗过敏药物。病情严重者，可在医生指导下使用激素治疗。对有出血的患儿，应注意观察出血部位和出血量。除多见鼻出血、牙龈出血外，如有便血者，应吃少渣食物或流食，便血量较多时应禁食，给予静脉输液。如发现患儿烦躁不安、头痛、呕吐，甚至抽风、昏迷时，应想到颅内出血，迅速送往医院治疗。

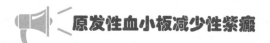

原发性血小板减少性紫癜

概述 原发性血小板减少性紫癜是一种由于血小板破坏增多所致的常见出血性疾病，与自身免疫有关，故又称"自身免疫性血小板减少性紫癜"。主要是出血症状，如皮肤瘀斑或瘀点，鼻、齿龈出血，以及血尿、月经过多、便血、脑出血等，还可表现出贫血的症状。可分为急性型和慢性型。急性者多见于儿童，一般在两周至两个月内自然治愈。慢性者病程可达数年到十几年，时轻时重，反复发作。血小板减少可出现重要脏器及其他部位大出血，引起严重后果。

临床表现 血小板减少时出血时间延长,血块收缩欠佳。出血可呈瘀点或瘀斑，全身分布，以下肢最明显。同时常有鼻衄、齿龈出血，严重者可发生内脏出血或颅内出血。紫癜或瘀斑须与血管性出血、血小板功能异常引起之出血相鉴别，鉴别点为血小板计数正常与否。有关节或深部组织出血者应考虑凝血因子异常引起，特别是血友病，若同时伴有血小板功能异常者，应除外血管性假性血友病之可能。血小板减少伴肝、脾、淋巴结肿大者，应考虑继发性血小板减少，尤其是血液病。血小板减少伴低热、皮疹、关节痛及多个器官病变时，应除外系统性红斑狼疮。消化道出血可有呕血、黑便。脑出血可出现头痛、呕吐、惊厥、昏迷。

注意事项 可疑本病时，应去医院查血小板计数。如明确发现皮肤有小的出血点及瘀斑时，应进一步去医院检查。

治疗 注意防止创伤，避免使用影响血小板功能的药物，如解热镇痛药。急性期出血较重者应卧床休息，减少活动，避免外伤。

家庭护理 注意居室空气湿度，避免干燥，教育患儿不要抠挖鼻孔，以免鼻出血。饮食以富含营养的软食为好，多食新鲜蔬菜、水果，勿吃粗糙、坚硬等对口腔黏膜及胃肠道有刺激作用的食物，如骨刺多的鱼、带壳的虾蟹及燥热的干果类零食等。此外还要注意避免呼吸道传染病，以免加重病情。

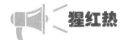 **猩红热**

概述 猩红热是由 A 组乙型溶血性链球菌引起的小儿常见急性呼吸道传染病。人对猩红热有普遍的易感性，猩红热的特征是发热、咽炎、全身弥漫性鲜红色皮疹，恢复期有皮肤脱屑、脱皮。

本病主要通过空气、飞沫传播，幼儿园、学校等人群密集之处可出现流行。冬春季节，气候寒冷，室内活动较多，若不经常通风，空气混浊，发病数较高。少数病例，细菌可通过皮肤创伤或产道侵入，引起外科型或产科型猩红热。6 个月以下的婴儿，因在胎内从母体获得抗体，很少发病，以后随年龄的增加，发病逐渐增多，8~10 岁儿童患病率达高峰。

本病并发症大多来自咽部感染，可有颈部淋巴结炎、咽后壁脓肿。病后 2~3 周，可并发风湿热、关节炎和急性链球菌感染后肾小球肾炎。并发症的发生率与治疗早晚有密切关系，治疗早、护理好，就能减少并发症。

临床表现

本病潜伏期为 1~7 天（大多为 2~4 天，但外科型猩红热为 1~2 天）。起病急，常有发冷、发热、咽痛。有的出现腹痛（肠系膜淋巴结炎），甚至误诊为外科急腹症。在发病的 1~2 天，可见舌尖及边缘发红，咽部充血水肿，扁桃体有脓性分泌物，颈部淋巴结肿大，并伴有压痛。发热两天后出现皮疹，皮疹先见于耳后、颈部、颌下、上胸，很快蔓延至腹部及四肢，重者手掌及足底亦可见到。发展迅速，12~24 小时内布满全身。

皮疹开始为弥漫性细小点状，之后隆起，用手抚摸有鸡皮样感觉。疹子密集使皮肤充血发红，疹间无正常皮肤可见，用手指按压局部，红晕暂时消退而发白，指印清楚，数秒钟后恢复原状，称为"贫血性划痕征"。因面部中央没有皮疹，口唇周围及鼻端显得苍白，称为"口围苍白圈征"。在皮肤皱褶处，如腕、肘、腋、腹股沟、腋窝等部位，疹子密集，且可有皮下出血，形成紫红色线条样褶痕。发病 3~4 天后，患儿舌苔多剥脱，舌尖发红，舌乳头明显增大，称为"杨梅舌"。这些都是猩红热的特征。

疹子依出疹先后顺序消退，一般 2~4 天完全消失。个别重症患儿消退较慢，可持续 1 周左右。病程第 2 周开始脱皮，面、颈部常为糠屑样脱皮，手掌和足底可见大片状脱皮，但无色素沉着。

外科型猩红热极为少见，其特点是皮疹在伤口周围首先出现，再波及全身。没有咽部炎症，一般症状轻微，无传染性，预后较好。

治疗　患儿至少隔离 7 天。托幼机构中流行猩红热时，可用小檗碱（1∶1000）喷咽部 7~10 天。密切接触者应检疫 1 周，一旦出现咽炎或扁桃体炎时，应隔离患儿，在医师指导下用青霉素治疗 3~5 天。

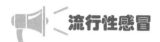 **流行性感冒**

概述 流行性感冒是由流感病毒引起的急性呼吸道传染病，病原体为甲、乙、丙三型流行性感冒病毒，此病通过飞沫传播。传染性强，具有"变异"特性，不断产生新的亚型，易感者众多，常容易造成暴发性流行或世界性大流行。除新生儿外，其他人群对流感病毒普遍易感。患儿高热持续36小时不退或可疑有其他合并症、并发症者应尽早就诊。

临床表现

①单纯型流感：最常见。骤起畏寒、发热、头痛、乏力、全身酸痛、鼻塞、流涕、咽痛等，体温可达39~40℃，持续2~3日后渐降，呼吸道症状不明显。

②中毒型和胃肠型流感：中毒型主要有高热不退、神志

昏迷、谵妄、脑膜刺激征、血压下降、休克等严重表现，病死率高，胃肠型以恶心、呕吐、腹痛、腹泻为主要症状，可引起休克。

③流感肺炎：发热持续时间长，咳嗽、咳痰、胸痛明显，肺部可闻及干、湿啰音，X线检查可见炎症性阴影，婴幼儿可因心功能不全或呼吸衰竭而死亡。部分患者可继发细菌感染、细菌性肺炎，全身中毒症状及呼吸道症状较重，咳黄色脓痰，肺部呈灶性或大片状浸润。

小儿抵抗力低，流感病毒可能会蔓延到肺脏和支气管引发肺炎或支气管炎，而且常常继发有细菌感染。细菌感染又有可能影响鼻窦或耳朵。发生这些并发症的高危儿童群体有以下几种：患有心脏、肺脏或肾脏疾病，糖尿病，囊性纤维化病，或免疫系统功能低下的儿童。婴儿可能还会并发高热惊厥。

注意事项　①预防感冒。②高热时给予及时降温。

家庭护理　流感无并发症时，不需任何特殊治疗，应着重于护理及并发症的预防。患儿宜予以隔离，卧床休息，多饮水。重症需住院隔离治疗。由于没有确切有效的治疗方法，因此，护理和预防并发症是极其重要的。

隔离与消毒：患儿和负责照顾患儿的人应单独居住一室，患儿所用的生活用品、玩具等也要与健康人的分开，应隔离至热退后 48 小时。流感病毒对紫外线敏感，患儿居室要加强通风，常开门窗，充分接受阳光照射，以达到消毒的目的。

休息：发热期间要注意让患儿卧床休息。患儿的居室要保证空气新鲜、湿润，以防空气干燥、尘土飞扬刺激患儿的鼻子和咽喉引起咳嗽。室内阳光应充足，每天中午可打开门窗，充分接受阳光的照射，但要给患儿盖好被子，以防冷风直吹患儿身体而受凉。

饮食：要给患儿吃清淡、易消化的半流食，如稀小米粥、挂面汤、藕粉、鸡蛋汤等，不给油腻食品，并注意多给患儿吃青菜、水果。发热期间让患儿多喝水，这样既可补充体内因发热损失的水分，又可促进代谢产物的排出。为了保证患儿的饮水量，最好给患儿喝些白糖水或果汁。对于年龄大的患儿可以劝他们喝些有治疗作用的药水，如野菊花 10~15g，水煎后当茶饮；鲜芦根 30~60g（干芦根用量可减半），水煎后当茶饮；还可用白菜根、萝卜根、大葱根、生姜等，水煎后当茶饮。

发热及时降温：降温可用冷敷法，可将冰块弄碎，放在冰袋或不漏水的塑料袋中，或者用毛巾浸凉水，稍加拧挤后，叠成长方形，放在患儿的头部、大腿根或腋窝下。也可用温水擦浴，用在 30℃左右的温水中浸过的毛巾，擦遍患儿的周身，每 1~2 分钟将毛巾重新浸一次水，毛巾在腋窝、大腿根等处停留的时间要长一些，以促进热量的散发。酒精擦浴更能提高降温效果，可用白酒 1 份加水 2 份，配好后用纱布或手绢蘸湿从头部开始擦遍周身。

在对患儿使用上述方法降温时，开始或做完后要注意测量体温，观察降温效果。在降温过程中要注意患儿的一般状态，如果用冰袋冷敷时患儿感到太凉不能忍受，可暂停几分

钟再进行。用上述方法仍不能降温时，可在医生指导下让患

儿服用退热止痛药。

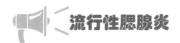

流行性腮腺炎

概述 腮腺炎也称"痄腮"，或叫"大嘴巴"，是由腮腺炎病毒引起的急性传染病。一年四季均可发生，但以冬春多见。主要是通过患者的唾液飞沫传染，自腮腺肿大前数日至腮腺肿大完全消退时，均有传染性，在儿童集中的场所容易流行。

临床表现 腮腺炎自接触患儿到发病（潜伏期）需2~3周。主要表现为发热，腮腺均匀性肿大，限于一侧，或左右两侧先后累及。肿大部位以耳垂为中心，边缘不清，按压或咀嚼时局部感到疼痛，这是腮腺炎不同于淋巴结炎的特点。整个病程约一星期，仅一侧肿大者，则时间稍短些。

家庭护理

①隔离患儿：在托幼机构中的小儿，患腮腺炎时最好暂时回家照管，或者在托幼机构中隔离至完全消肿为止。患儿的食具、毛巾要分开并煮沸消毒。衣被要多晒，这样可杀死腮腺炎病毒。

②吃软而易消化的食物，多饮开水。

③抗生素和磺胺药对本病治疗无效。可考虑服中药清热解毒，如大青叶15g、板蓝根15g、生甘草3g，煎汤连服3剂。高热者可服退热药。

④局部可用青黛15g，或金黄如意散15g，用水调匀外敷，可减少疼痛，帮助消肿。

⑤如有高热、嗜睡、头痛、呕吐，提示可能并发脑膜炎，要及时诊治。合并胰腺炎在小儿少见，在青年期可并发睾丸炎或卵巢炎，应引起重视。

⑥成人患腮腺炎后发生睾丸炎或卵巢炎的可能性比小儿大，故幼时没有患过本病的家长，要尽量注意避免与患儿密切接触，食具、毛巾、手帕等要分开，说话时不要过于靠近。

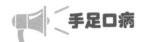

概述 手足口病是由多种肠道病毒引起的一种儿童常见病，患者主要为 5 岁以下儿童，以发热和手、足、口腔等部位出现皮疹或疱疹为主要特征，是一种常见传染病，一年四季均可发病，以夏秋季多见。主要是通过人群密切接触传播，儿童接触肠道病毒污染过的手、毛巾、玩具、食具、奶具及床上用品等引起感染；也可通过空气（飞沫）和被病毒污染的水及食物传播。

临床表现 手足口病发病急，以发热、出疹为特征，出疹常见于手、足、口腔、臀部等部位，皮疹不痛不痒，但口腔黏膜出现疱疹时疼痛较为明显，口腔内往往会出现多个分散、大小不等的水疱，水疱能很快破溃形成口腔溃疡，致使患儿伴有流涎、口痛等。疱疹周围可有红晕，疱内液体较少。患儿可伴有咳嗽、流涕、食欲不振等症状。大多数儿童患手足口病后症状轻微，预后良好，无后遗症。绝大多数儿童病情较轻，会在1~2周内痊愈。

由于少数患儿患手足口病后会在短时间内病情加重，为避免延误治疗，家长应及早带患儿到正规医院就诊。

注意事项 儿童患手足口病后，家长要密切观察其身体状况，学会"二摸"和"二看"。"二摸"：摸患儿额头是否高热，摸皮肤是否发冷。"二看"：看患儿精神是否萎靡不振，看肢体是否颤抖、抽搐。如出现以上症状，有可能在短期内发展为手足口病重症病例，应立即送医院救治。

由于多种肠道病毒均可引起手足口病，儿童得过手足口病后，虽然能对引起本次感染的肠道病毒产生一定的免疫力，但对其他型别的肠道病毒不具有免疫力，若感染其他肠道病毒，可能会再次发病。如果家中有两个以上的儿童，健康儿童与患病儿童要隔离，避免与患病儿童亲密接触（如拥抱、拉手、同睡等），避免共用餐具和玩具；家长除照顾患病儿童外，也要密切关注健康儿童的健康状况，一旦出现发热、出疹等症状，应尽快就医。

治疗及家庭护理 手足口病没有特效药物，主要对发热、出疹等症状进行处理。家长要积极配合医生治疗，同时注意让患儿适当休息，清淡饮食，做好口腔和皮肤护理。此时家长要鼓励患儿多喝水，虽然患儿嘴巴痛，还是要尽可能多进食，可选择有营养、易消化的流质、半流质食物，比如牛奶、蛋羹、肉末等；严禁摄入辣、酸、咸等刺激性食物，以免破溃处的口腔黏膜遭到刺激，增加患儿的疼痛感；使用奶瓶喂养者，建议暂停奶瓶喂养，可用光滑的小勺取奶液自嘴角慢慢喂下，喂后加喂少许温开水，达到清洁口腔的作用。对于拒食、拒饮的患儿要及时遵医嘱补充营养液，也可选用中成药局部外喷。

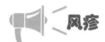 风疹

概述 风疹又称"风痧",是儿童常见的一种呼吸道传染病。风疹由风疹病毒引起,病毒存在于出疹前 5~7 天患儿唾液及血液中,但出疹两天后就不易找到。风疹病毒在体外存活力很弱,但传染性与麻疹一样强。一般通过咳嗽、谈话或喷嚏等传播。本病多见于 1~5 岁儿童,6 个月以内婴儿因有来自母体的抗体获得抵抗力,故很少发病。一次得病,症状较轻并可终身免疫,很少再次患病。本病无特殊治疗方法,常规对症治疗,一般不用去医院。但先天性风疹可产生严重后果,常在 10 多年后发病,表现为智力减退、共济失调、癫痫、强直状态等。病程缓慢,预后极差。

临床表现 风疹从接触感染到症状出现,要经过 14~

21 天。病初 1~2 天症状很轻，可有低热或中度发热，以及轻微咳嗽、乏力、胃口不好、咽痛和眼发红等轻度症状。患儿口腔黏膜光滑，无充血及黏膜斑，耳后、枕部淋巴结肿大，伴轻度压痛。通常于发热 1~2 天后出现皮疹，皮疹先从面、颈部开始，在 24 小时内蔓延到全身。皮疹初为稀疏的红色斑丘疹，之后面部及四肢皮疹可以融合，类似麻疹。出疹第 2 天开始，面部及四肢皮疹可变成针尖样红点，如猩红热样皮疹。皮疹一般在 3 天内迅速消退，留下较浅色素沉着。在出疹期体温不再上升，患儿常无疾病感觉，饮食、嬉戏如常。风疹与麻疹不同，风疹全身症状轻，无麻疹黏膜斑，伴有耳后、颈部淋巴结肿大。

注意事项 ①预防风疹，尤其妊娠 3 个月之内的打预防针非常重要。②患风疹的患儿自潜伏期后期至皮疹消退期间需隔离。③建议家长隔离患儿，避免其接触孕妇。

家庭护理

（1）发热的护理：对于发热较重的患儿，可用温水擦浴进行物理降温。

（2）口腔的护理：要保持患儿的口腔清洁，饭前、饭后和睡醒后，用淡盐水给患儿漱口，乳儿可多喂几次水，以清洁口腔。

（3）皮肤的护理：注意保持患儿皮肤干燥，可用温水轻轻给患儿擦身。对于皮疹严重的部位，可搽爽身粉或滑石粉。

（4）消毒与隔离：由于风疹病毒传染期短，出疹后隔离5天即可。风疹病毒离开人体后存活力很弱，所以患儿的居室只要定时开窗通风，就能达到消毒目的。患儿的餐具、水杯等，可在锅内煮沸10分钟。不能采用煮沸消毒的物品，如被褥、衣服、玩具等，可在阳光下暴晒1~2小时。患儿的鼻涕、口水等分泌物，要处理在纸上烧掉。所用的毛巾、手绢要用开水烫洗。注意妊娠早期孕妇不可接触风疹患儿。

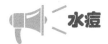

概述 水痘是一种小儿常见的出疹性传染病，是由水痘病毒引起的，经呼吸道是其主要传播途径。另一种是接触传染，接触了被水痘病毒污染的餐具、玩具、被褥及毛巾等而被感染。多见于 1~6 岁的小儿。

水痘的传染性很强，为了避免迅速传播应及时隔离发病患儿。如患儿症状较轻，伴低热或中度发热，水滴状清亮水疱、周围红晕，有痒感，24 小时内变混浊，1~3 天后变干结痂，可不去就医。如症状较重，伴高热、疱疹多或继发感染者，应及时就医。

最常见的并发症是由于抓、挠引起的继发链球菌感染，患有湿疹的患儿尤其容易并发感染。另外两个可能的并发症为肺炎和脑炎，但是这两种情况都比较罕见。

体弱的患儿，应用糖皮质激素、免疫抑制剂的患儿或有原发性免疫缺陷的患儿容易得重型水痘。表现为高热，全身中毒症状较重，疱疹多，少数融合成大疱，有的呈出血性，有的呈坏死性，有的继发细菌感染，形成脓疱。病情可危重，可能发生死亡。妊娠期水痘病毒感染，孕妇病情危重，并可导致罕见但却明显的宫内综合征，使新生儿病情危重甚至危及生命。

临床表现 水痘起病时可出现发热、咽痛、全身不适等现象，经过数小时至 1 天，皮肤上出现皮疹，也有的并不出现上述症状而直接出皮疹。皮疹先出现在头部和躯干，逐渐蔓延到四肢。开始为红色小丘疹，经 1~2 天变成椭圆形、绿豆大小的水疱，水疱周围呈淡红色，3~4 天疱疹干缩结痂，1~3 周痂皮脱落，痂盖很表浅，不留疤痕。因皮疹是在发病后一批批陆续出现的，所以在患儿皮肤上可见到丘疹、疱疹、痂皮同时存在，这是水痘疹的特点。

治疗及家庭护理 患儿发热期间家长应让患儿卧床休息，室内要安静，空气要新鲜、湿润，每天中午应开窗 3~5 分钟进行通风换气，此时要给患儿盖好被子，防止受凉。

水痘的皮疹容易发痒，要经常保持患儿双手清洁，避免搔抓，防止继发感染及痊愈后遗留瘢痕。指甲要剪短，必要时戴纱布不分指手套，但要经常清洗，保持清洁。用 5% 碳酸氢钠或 75% 乙醇涂擦止痒，疱疹破裂处可涂 1% 龙胆紫，有继发感染者可涂 2% 氯化氨基汞软膏。禁用含激素的软膏。

家长要每日给患儿更换内衣裤，皮疹较少的部位可用清水擦洗，保持皮肤清洁。

在发热出痘时应给患儿吃清淡流质食物，如牛奶、豆浆、蛋汤、稀小米粥等。注意让患儿多喝开水，也可喝些果汁，多吃水果和各种蔬菜。病情好转后，可吃面片汤、挂面、小米粥、鸡蛋糕等。对于体弱的患儿更要注意补充营养。

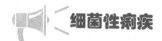 **细菌性痢疾**

概述 凡是拉肚子大便带脓血即叫"痢疾"，或叫"下痢"，借以同一般的粪带水的腹泻相区别，现代医学把痢疾分为阿米巴性和细菌性，前者农村比城市多见，后者城乡都有发生。细菌性痢疾（以下简称"菌痢"）是由痢疾杆菌引起的，相当于古书所说的"赤白痢"。

病因 细菌性痢疾其实是病从口入。患儿的大便中含有痢疾杆菌，某些情况下，细菌可被带到食物或直接带到嘴里去：没有做好粪便管理，又没有灭蝇，苍蝇既叮了痢疾者的粪便，又叮了食物；父母患痢疾后，照护小儿时不洗手，又随即拿东西给小儿吃，这样就直接把疾病传给了小儿。

临床表现 同许多其他疾病一样，细菌性痢疾既有一般的表现，也有特殊的表现。一般的表现是：发热，有时怕冷，腹痛，泻脓血便，有时恶心、呕吐，大便频繁，常每天10次以上，多至几十次。大便前，往往腹痛而迫不及待；大便后，常觉没有拉完，久久不敢离开马桶，这就叫"里急后重"，是与一般清水泻不同的特点。

人们往往根据上述这些表现来诊断痢疾。如果检验粪便，在显微镜下可看到脓细胞、成堆的白细胞和一种大的能吞食细菌的细胞（即"吞噬细胞"），就可认为诊断已经成立。不过最后的确定还需要做细菌培养。

但是有部分细菌性痢疾患者并没有里急后重症状，有时大便也不带脓血。1岁以下婴儿，患细菌性痢疾就同一般腹泻一样，只是较难痊愈而已，若不做细菌培养就容易漏诊，贻误治疗。还有中毒性细菌性痢疾，患者大多是3~5岁的小儿，原来体质较胖，起病之初突发高热，面色灰白，四肢发冷，抽筋频繁，血压下降，却没有呕吐、腹泻，这些现象若发生在夏秋天，就应想到中毒性细菌性痢疾可能，这时可用肥皂水或盐水灌肠，送粪便化验，有可能找到脓细胞。中毒性细菌性痢疾患儿必须尽快送医院治疗。

预防 预防本病，只要注意以下几点即可。①饭前便后要用肥皂洗手。②患儿的饮食用具要分开用，便盆需消毒处理。③不吃生冷食物，不饮生水，生吃的瓜果，如杨梅、黄金瓜、荸荠等，能去皮的，去皮前要先洗净。④护理患病的小儿后，要用肥皂洗手。⑤托儿所、幼儿园的小儿，若患细菌性痢疾，应住医院或在家隔离。治愈后，要做大便培养，连续三次没有细菌生长，方可回归集体。

注意事项 ①患病期间吃流质、半流质食物，多饮水。②有高热惊厥，或腹泻次数较多者，要及时送医院诊治。